LIBRO DE

CON POCA SAL

100 RECETAS DELICIOSAS, SENCILLAS Y BAJAS EN SAL

PERPETUA ECHAVARRIA

TABLA DE CONTENIDO

INTRODUCCIÓN

La sal es un mineral importante que realiza muchas funciones esenciales en su cuerpo. Se encuentra naturalmente en alimentos como los huevos y las verduras y también es un componente principal de la sal de mesa (cloruro de sodio).

Aunque es vital para la salud, el sodio en la dieta a veces se limita bajo ciertas circunstancias. Por ejemplo, se suele recetar una dieta baja en sodio a personas con ciertas afecciones médicas, como insuficiencia cardíaca, presión arterial alta y enfermedad renal.

Debido a que este mineral es vital para la vida, sus riñones regulan estrictamente sus niveles en función de la concentración de fluidos corporales.

El sodio se encuentra en la mayoría de los alimentos que consume, aunque los alimentos integrales como las verduras, las frutas y las aves contienen cantidades mucho más bajas. Los alimentos de origen vegetal, como los productos frescos, generalmente tienen menos sodio que los alimentos de origen animal, como la carne y los productos lácteos.

El sodio está más concentrado en los alimentos procesados y envasados, como las papas fritas, las cenas congeladas y la comida rápida, donde se agrega sal durante el procesamiento para mejorar el sabor.

Como regla general para una dieta baja en sodio, la ingesta de sodio generalmente se mantiene en menos de 2 gramos por día.

Directrices y consejos:

A. Use jugo de limón como sustituto de la sal.

B. Cocine con hierbas frescas en lugar de sal.

C. Use jugos de cítricos y aceite de oliva como un aderezo para ensaladas brillante y sabroso.

D. Merienda con nueces sin sal espolvoreadas con una mezcla de hierbas.

E. Haz una sopa casera con sabor a ajo y jengibre.

F. Utilice más productos frescos en sus comidas y meriendas.

DESAYUNOS

1. Batido de frutas Rise and Shine

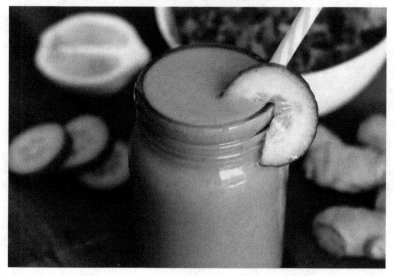

1 RACIONES

Ingredientes

- 1 taza de bayas mixtas congeladas
- $\frac{1}{2}$ plátano
- $\frac{1}{2}$ taza de jugo de naranja fresco
- $\frac{1}{4}$ taza de tofu sedoso

Direcciones

a) Combine todos los ingredientes en una licuadora y procese hasta que quede suave.

b) Vierta el batido en un vaso y sirva inmediatamente o transfiéralo a una taza de viaje aislada. Bébelo en una hora.

2. Parfait de desayuno muy baya

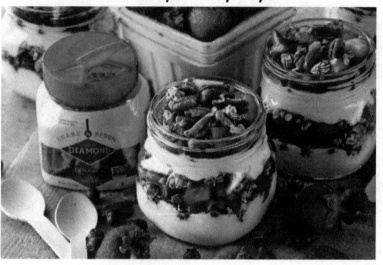

PARA 4 PERSONAS

Ingredientes

- 1½ tazas de yogur natural bajo en grasa
- 3 cucharadas de miel
- 1½ tazas de cereal muesli para el desayuno o granola baja en sodio y grasa
- 1½ tazas de bayas frescas mixtas

Direcciones

a) Coloque 4 vasos de parfait, tarros de albañil de 8 onzas u otros vasos de 8 onzas.

b) En un tazón pequeño, combine el yogur y la miel y revuelva para mezclar bien.

c) Vierta 2 cucharadas de la mezcla de yogur en el fondo de cada vaso o frasco. Cubra con 2 cucharadas de cereal y luego 2 cucharadas de fruta. Repita hasta que se hayan utilizado todos los ingredientes.

d) Sirva inmediatamente o cubra y refrigere los postres helados hasta por 2 horas.

3. Granola de cereza y almendras

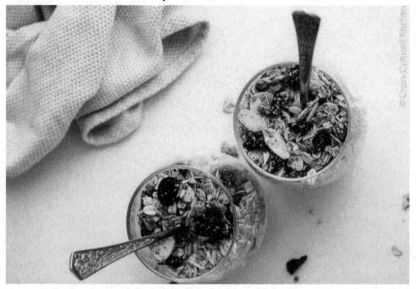

RACIONES

Ingredientes

- Spray para cocinar
- ⅓ taza de jugo de manzana congelado sin azúcar
- $\frac{1}{4}$ taza de jarabe de arce
- 3 cucharadas de aceite de canola
- 2 cucharadas de azúcar moreno
- 1 cucharadita de extracto de vainilla
- $2\frac{1}{2}$ tazas de copos de avena a la antigua
- $\frac{1}{2}$ taza de germen de trigo tostado
- $\frac{1}{2}$ taza de almendras rebanadas
- $\frac{1}{2}$ taza de coco rallado sin azúcar
- 2 cucharadas de linaza molida
- $\frac{1}{2}$ taza de cerezas secas picadas

Direcciones

a) En una cacerola mediana a fuego medio-alto, combine el jugo de manzana, el jarabe de arce, el aceite y el azúcar moreno y cocine, revolviendo ocasionalmente, de 3 a 5 minutos, o hasta que el azúcar se disuelva.

b) En un tazón grande, combine la avena, el germen de trigo, las almendras, el coco y la linaza. Vierta el líquido de la cacerola y revuelva para cubrir bien. Extienda la mezcla en la bandeja para hornear preparada.

c) Hornee la granola en el horno durante 15 minutos y luego retire la bandeja para hornear del horno y revuelva la granola.

d) Vuelva a colocar la bandeja para hornear en el horno girándola de adelante hacia atrás. Hornee por unos 15 minutos más, revolviendo varias veces, hasta que la granola comience a dorarse.

Avena cremosa de fresa

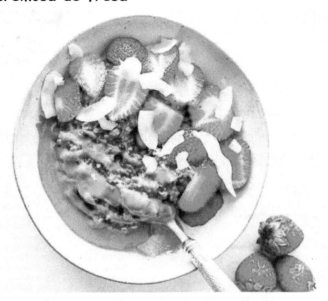

1 RACIONES

Ingredientes

- $\frac{1}{2}$ taza de agua
- $\frac{1}{4}$ taza de leche baja en grasa
- $\frac{1}{2}$ taza de copos de avena de cocción rápida a la antigua
- $\frac{1}{2}$ taza de fresas en rodajas
- $\frac{1}{4}$ taza de yogur griego sin grasa
- 1 cucharada de miel

Direcciones

a) En una cacerola pequeña a fuego medio, combine el agua, la leche y la avena. Lleve la mezcla a ebullición, revolviendo ocasionalmente.

b) Una vez que la mezcla esté hirviendo, reduzca el fuego a bajo y cocine a fuego lento durante 3 a 5 minutos, revolviendo ocasionalmente, hasta que la avena esté tierna.

c) Retire del fuego, cubra y deje reposar de 3 a 5 minutos.

d) Vierta la avena en un tazón para servir. Agregue las fresas, el yogur y la miel y sirva de inmediato.

Magdalenas de limón y arándanos

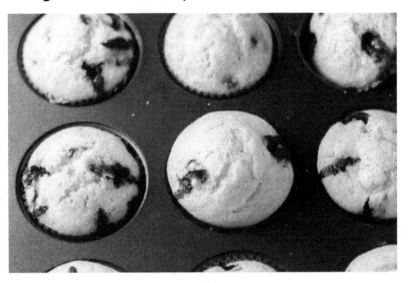

Ingredientes

- aerosol para cocinar (opcional)
- 1 taza de harina integral
- 1 taza de harina para todo uso
- 2 cucharaditas de polvo de hornear
- 1 cucharadita de bicarbonato de sodio
- $\frac{1}{2}$ taza de azúcar
- Ralladura de 1 limón
- 1 taza de suero de leche bajo en grasa
- $\frac{1}{3}$ taza de aceite de canola
- 1 huevo
- 1 cucharadita de extracto de vainilla

Direcciones

a) $1\frac{1}{2}$ tazas de arándanos frescos o congelados (no descongelados)

b) Cubra un molde para muffins estándar de 12 tazas con papel protector o rocíelo con aceite en aerosol antiadherente.

c) En un tazón mediano, combine las harinas, el polvo de hornear y el bicarbonato de sodio.

d) Coloque el azúcar en un tazón grande para mezclar. Usando los agujeros finos de un rallador de queso o un rallador Microplane, ralle el limón directamente en el tazón con el azúcar. Revuelve para combinar.

e) Agregue el suero de leche, el aceite, el huevo y la vainilla y bata con una batidora eléctrica a velocidad media hasta que estén bien combinados.

) Agregue los ingredientes secos a los ingredientes húmedos en 2 o 3 lotes, batiendo solo para combinar después de cada adición. Incorpore suavemente los arándanos.

) Vierta la masa en el molde para muffins preparado, dividiéndolo en partes iguales. Llevar al horno de 20 a 25 minutos.

6. Muffins de manzana con canela

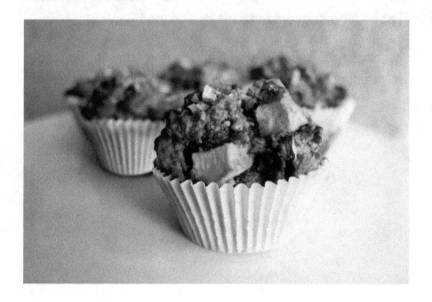

Ingredientes

- aerosol para cocinar (opcional)
- 1 taza de harina para todo uso
- 1 taza de harina integral para repostería
- 1 cucharadita de bicarbonato de sodio
- $\frac{1}{4}$ de cucharadita de canela molida
- $\frac{3}{4}$ taza de azúcar morena envasada
- $\frac{1}{4}$ taza de aceite de canola
- 2 huevos
- 1 taza de puré de manzana sin azúcar
- 1 cucharadita de extracto de vainilla
- $\frac{3}{4}$ taza de suero de leche bajo en grasa
  - 1 manzana mediana, pelada

Direcciones

a) En un tazón mediano, combine las harinas, el bicarbonato de sodio y la canela. En un tazón grande, combine el azúcar moreno y el aceite.

b) Agregue los huevos, uno a la vez, batiendo después de cada adición hasta que se incorporen los huevos. Agregue el puré de manzana y la vainilla.

c) Agregue la mitad de la mezcla de harina y revuelva para combinar. Agregue la mitad del suero de leche y la harina restante, revolviendo nuevamente hasta que se mezclen. Agregue el suero de leche restante y revuelva para combinar. Dobla la manzana.

d) Vierta la masa en el molde para muffins preparado, dividiendo en partes iguales. Espolvorea la cobertura de nuez por encima. Llevar al horno de 20 a 25 minutos.

. Panqueques De Avena Con Arce Y Canela

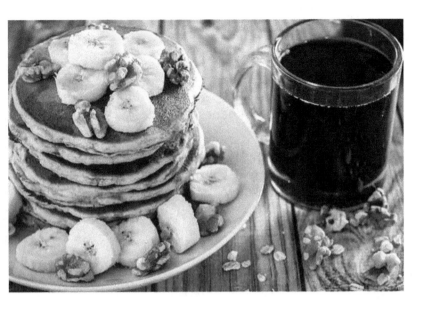

Ingredientes

- 1½ tazas de copos de avena a la antigua

- ½ taza de harina integral

- 1 cucharadita de canela molida

- 1 cucharadita de polvo de hornear

- 2 tazas de suero de leche bajo en grasa

- 2 cucharadas de jarabe de arce

- 1 huevo

- Spray para cocinar

Direcciones

a) En un tazón mediano, combine la avena, la harina, la canela y el polvo de hornear.

b) En un tazón grande, mezcle el suero de leche, el jarabe de arce y el huevo.

c) Agregue la mezcla seca a la mezcla húmeda en 2 o 3 adiciones, mezclando bien después de cada adición. Déjalo reposar de 10 a 15 minutos, hasta que la mezcla se vuelva burbujeante.

d) Rocíe una sartén antiadherente con aceite en aerosol y caliéntela a fuego medio. Vierta la masa en la sartén, aproximadamente ¼ de taza por cada panqueque, y cocine durante 2 a 3 minutos, hasta que aparezcan burbujas en la superficie. Voltee y continúe cocinando otros 1 a 2 minutos, hasta que cada panqueque esté dorado por el otro lado.

8. Frittata De Acelgas Y Quinoa

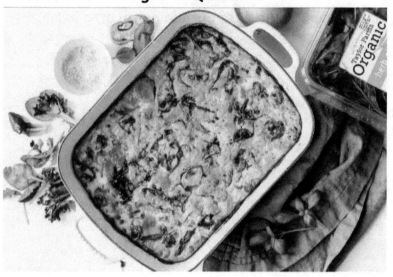

PARA 6

Ingredientes

- Spray para cocinar
- ⅓taza de pan rallado sin sazonar
- 1 cucharada de aceite de oliva
- 1 cebolla mediana, picada
- 2 dientes de ajo, picados
- 1 libra de hojas de acelgas, sin el tallo central duro y las hojas cortadas en rodajas finas
- 1 cucharada de tomillo fresco picado o 1 cucharadita de tomillo seco
- $\frac{1}{4}$ de cucharadita de hojuelas de pimiento rojo
- 1 taza de quinua, cocida según las instrucciones del paquete (alrededor de 2 tazas cocidas)
- 1 taza de queso ricotta parcialmente descremado
- $\frac{1}{4}$ de cucharadita de pimienta recién molida
- 2 huevos, ligeramente batidos

Direcciones

a) Precaliente el horno a 350°F.

b) Rocíe una fuente para hornear de 8 por 8 pulgadas con aceite en aerosol y cúbrala con pan rallado.

c) Caliente el aceite en una sartén grande a fuego medio-alto. Agregue la cebolla y el ajo y cocine, revolviendo con frecuencia, hasta que se ablanden, aproximadamente 5 minutos.

d) Agregue las acelgas y cocine otros 3 a 4 minutos, revolviendo con frecuencia, hasta que las verduras se ablanden. Agregue el tomillo y las hojuelas de pimiento rojo.

e) Retire la sartén del fuego y transfiera la mezcla de acelgas a un tazón mediano.

f) Agregue la quinua cocida, el queso, la pimienta y los huevos a la mezcla de acelgas. Transfiera la mezcla a la fuente para hornear preparada y hornee en el horno durante aproximadamente 1 hora, hasta que los bordes comiencen a dorarse y el centro esté firme.

g) Deje que la frittata se enfríe durante unos minutos antes de cortarla en cuadrados. Servir tibio o a temperatura ambiente.

Huevos Picantes al Horno con Queso de Cabra

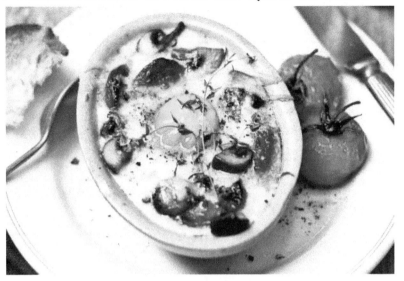

PARA 4 PERSONAS

Ingredientes
- Spray para cocinar
- 10 onzas de espinacas picadas congeladas, descongeladas y exprimidas
- 4 huevos
- $\frac{1}{4}$ taza de salsa espesa
- $\frac{1}{4}$ taza de queso de cabra desmoronado
- Pimienta recién molida

Direcciones

a) Precaliente el horno a 325°F.

b) Rocíe cuatro moldes o moldes para flan de 6 onzas con aceite en aerosol.

c) Cubra el fondo de cada molde con espinacas, dividiéndolo en partes iguales. Haga una pequeña muesca en el centro de cada capa de espinacas.

d) Rompe un huevo encima de las espinacas en cada molde. Cubra cada huevo con 1 cucharada de salsa y 1 cucharada de queso de cabra. Espolvorear con pimienta.

e) Coloque los moldes en una bandeja para hornear y hornee en el horno durante unos 20 minutos, hasta que las claras estén completamente cuajadas, pero la yema aún esté un poco líquida. Servir inmediatamente.

. Tortilla De Champiñones Al Ajillo Y Queso

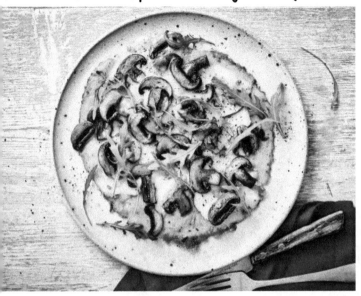

1 RACIONES

Ingredientes
- 2 huevos
- 1 cucharadita de agua
- Pimienta recién molida
- Spray para cocinar
- $\frac{1}{2}$ cucharadita de ajo picado
- 4 onzas de champiñones cremini o botón rebanados
- 1 onza de queso suizo bajo en sodio rallado
- 1 cucharadita de perejil fresco picado

Direcciones

a) En un tazón pequeño, bata los huevos, el agua y la pimienta al gusto hasta que estén bien combinados.

b) Rocíe una sartén antiadherente pequeña con aceite en aerosol y caliéntela a fuego medio. Agregue el ajo y los champiñones y cocine, revolviendo con frecuencia, hasta que los champiñones estén suaves, unos 5 minutos. Transfiera la mezcla de champiñones a un tazón.

c) Rocíe la sartén nuevamente con aceite en aerosol, si es necesario, y colóquela a fuego medio. Agrega los huevos y cocínalos hasta que los bordes comiencen a cuajar. Con una espátula, empuja el huevo cuajado desde los bordes hacia el centro. Incline la sartén, permitiendo que el huevo crudo se extienda por el exterior del huevo puesto. Cocine hasta que la tortilla esté casi lista.

d) Coloque los champiñones cocidos en la tortilla en una línea por el centro. Cubra con el queso y la mitad del perejil.

e) Dobla un lado de la tortilla sobre la parte superior del otro lado. Deja que se cocine durante 1 minuto más o menos para derretir el queso.

f) Deslice la tortilla en un plato y sirva inmediatamente, adornada con el perejil restante.

SNACKS Y APERITIVOS

1. Palomitas de limón y pimienta con queso parmesano

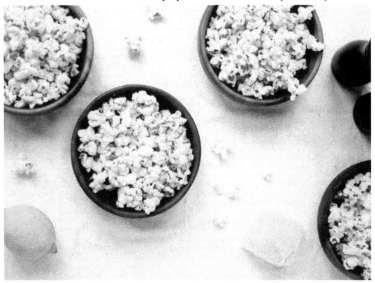

PARA 4 PERSONAS

Ingredientes
- 4 tazas de palomitas de maíz infladas con aire
- 2 cucharadas de queso parmesano rallado
- $\frac{3}{4}$ cucharadita de condimento de pimienta de limón

Direcciones

a) En un tazón grande, combine todos los ingredientes.

b) Revuelva bien y sirva de inmediato.

.Cacahuetes al curry y lima

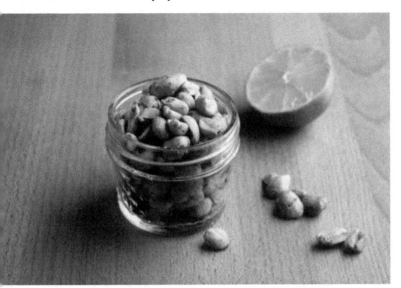

Ingredientes

- 2 cucharadas de jugo de limón fresco
- 2 cucharadas de curry en polvo
- $\frac{1}{4}$ de cucharadita de pimienta de cayena (opcional)
- 2 tazas de maní sin sal

Direcciones

a) Precalienta el horno a 250°F.

b) En un tazón mediano, mezcle el jugo de lima, el curry en polvo y la pimienta de cayena, si la usa, hasta que estén bien combinados. Agregue los cacahuates y revuelva para cubrir.

c) Extienda los cacahuetes en una capa uniforme en una bandeja para hornear grande.

d) Hornee los cacahuates en el horno, revolviendo ocasionalmente, durante 45 a 50 minutos, hasta que comiencen a dorarse.

e) Deje que los cacahuetes se enfríen por completo antes de comer; se pueden almacenar en un recipiente hermético a temperatura ambiente hasta por 1 semana.

3.Chips De Camote Al Romero

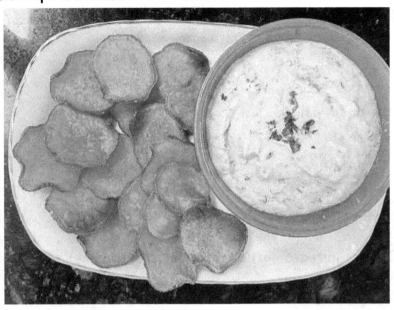

2 RACIONES

Ingredientes
- Spray para cocinar
- 1 batata grande, pelada y en rodajas finas
- 1 cucharadita de romero fresco picado

Direcciones

a) Precaliente el horno a 400°F.

b) Cubra 2 bandejas para hornear grandes con aceite en aerosol.

c) Coloque las rodajas de papa en las bandejas para hornear preparadas en una sola capa. Rocíelos con aceite en aerosol y espolvoréelos con el romero.

d) Hornee una hoja a la vez en el horno durante unos 15 minutos, hasta que las papas fritas comiencen a dorarse. Transfiera las papas fritas a una rejilla para que se enfríen.

e) Sirva inmediatamente o almacene las papas fritas en un recipiente hermético a temperatura ambiente hasta por 2 días.

4. Hummus de jalapeño y cilantro

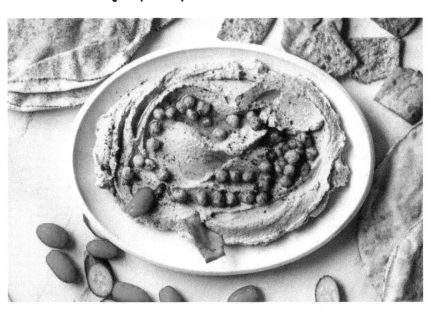

PARA 6

Ingredientes
- 1 lata (15 onzas) de garbanzos, escurridos y enjuagados
- 1 taza de hojas de cilantro, más adicionales para decorar
- 2 jalapeños pequeños, sin semillas y picados en trozos grandes
- 1 diente de ajo
- $\frac{1}{4}$ taza de jugo de limón fresco
- 2 cucharadas de tahini (pasta de sésamo)
- 1 cucharada de aceite de oliva

Direcciones

a) En un procesador de alimentos, haga puré los garbanzos, el cilantro, los jalapeños y el ajo hasta que quede suave.

b) Agregue el jugo de lima, el tahini y el aceite y procese hasta que estén bien mezclados. Si la mezcla es demasiado espesa, agregue agua, 1 cucharada a la vez, hasta lograr la consistencia deseada.

c) Sirve el hummus inmediatamente, adornado con cilantro adicional, o cúbrelo y refrigéralo por hasta 2 días.

. Dip de yogur de hierbas y ajo fresco

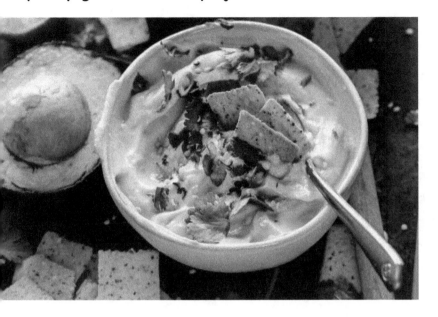

8 RACIONES

Ingredientes
- 1 taza de yogur griego sin grasa
- $\frac{1}{2}$ taza de pepino rallado, escurrido y exprimido
- 2 cucharadas de cebolla amarilla rallada
- 1 cucharada de jugo de limón fresco
- 1 cucharada de eneldo fresco picado
- 1 cucharada de menta fresca picada
- 1 cucharadita de orégano fresco picado
- 2 cucharaditas de miel
- 2 dientes de ajo, picados
- 1 cucharadita de aceite de oliva

Direcciones

a) En un tazón mediano, combine todos los ingredientes. Revuelva para mezclar bien.

b) Cubra y refrigere la salsa durante al menos 1 hora para permitir que los sabores se mezclen.

c) Sirva la salsa inmediatamente o guárdela en el refrigerador hasta por 2 días.

6. Tostadas de guisantes dulces y ricota

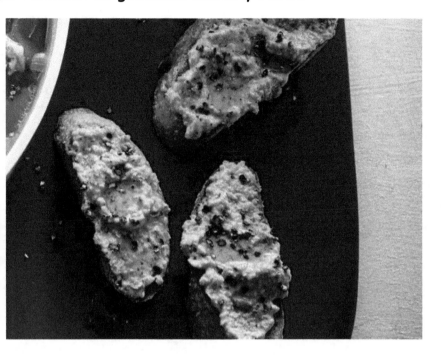

8 RACIONES

Ingredientes
- $1\frac{1}{2}$ tazas de guisantes congelados
- Jugo de 1 limón
- 1 cucharada de aceite de oliva
- $\frac{1}{2}$ taza de albahaca fresca picada
- $\frac{1}{2}$ cucharadita de pimienta recién molida
- 24 rebanadas delgadas de baguette integral
- 1 diente de ajo, cortado a la mitad
- $\frac{3}{4}$ taza de queso ricotta parcialmente descremado

Direcciones

a) Cocine los guisantes hasta que estén tiernos de acuerdo con las instrucciones del paquete. Escurrir y enjuagar los guisantes con agua fría.

b) Coloque los guisantes cocidos, el jugo de limón, el aceite, la albahaca y la pimienta en un procesador de alimentos y procese hasta que quede suave.

c) Rocíe las rebanadas de baguette con aceite en aerosol y colóquelas en una sola capa en una bandeja para hornear grande. Hornee las rebanadas de baguette en el horno durante 4 a 5 minutos por lado, hasta que el pan esté crujiente y dorado.

d) Retire las rebanadas de baguette del horno y déjelas enfriar durante varios minutos sobre una rejilla.

e) Frote cada pieza de pan tostado con los lados cortados del diente de ajo partido por la mitad.

f) Extienda el queso ricotta sobre las rebanadas de baguette tostadas y colóquelas en la bandeja para hornear. Ase a la parrilla durante 1 a 2 minutos, hasta que el queso esté tibio y comience a burbujear.

17. Twists de pan de tomate y tocino

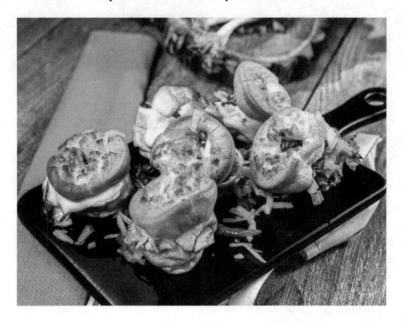

Ingredientes

- 2 cucharadas de tomates secos picados
- $\frac{1}{2}$ taza de harina para todo uso
- $\frac{1}{4}$ taza de harina de trigo integral
- 1 cucharadita de polvo de hornear bajo en sodio
- $\frac{1}{4}$ de cucharadita de hojuelas de pimiento rojo
- $\frac{1}{8}$ cucharadita de cremor tártaro
- $2\frac{1}{2}$ cucharadas de mantequilla sin sal
- 2 rebanadas de tocino de pavo, cocido y desmenuzado
- $\frac{1}{4}$ taza de leche descremada
- 2 cucharadas de queso parmesano rallado

Direcciones

a) En un tazón pequeño, cubra los tomates secados al sol con agua caliente y déjelos reposar durante 5 minutos para reconstituir los tomates. Escurrir, desechando el líquido del remojo.

b) En un procesador de alimentos, combine las harinas, el polvo de hornear, las hojuelas de pimiento rojo y la crema tártara. Agregue la mantequilla y pulse hasta que la mezcla parezca una comida gruesa. Transfiere la mezcla a un tazón mediano.

c) Agregue el tocino y los tomates. Agregue la leche y revuelva hasta que la masa se junte.

d) Volcamos la masa sobre una superficie de trabajo ligeramente enharinada y amasamos varias veces, hasta que quede suave. Pat la masa en un cuadrado de 4 por 4 pulgadas.

e) Corta el cuadrado en 4 tiras iguales y luego divide cada tira por la mitad transversalmente. Gire cada tira y colóquela en una bandeja para hornear grande.

f) Rocíe los giros de pan con aceite en aerosol, espolvoree con el queso y hornee hasta que estén ligeramente dorados, aproximadamente 10 minutos. Servir inmediatamente.

8. Quesadillas De Cangrejo

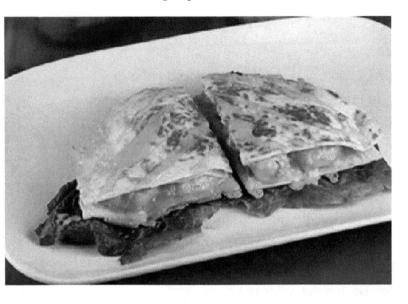

PARA 6

Ingredientes
- $\frac{3}{4}$ taza de queso cheddar bajo en sodio rallado
- 2 onzas de queso crema bajo en grasa, ablandado
- 4 cebollas verdes, en rodajas finas
- $\frac{1}{2}$ pimiento rojo mediano, finamente picado
- ⅓ taza de cilantro picado
- 1 jalapeño, sin semillas y picado
- 1 cucharadita de ralladura de lima
- 1 cucharada de jugo de limón fresco
- 8 onzas de carne de cangrejo en trozos
- 4 tortillas de harina integral
- Spray para cocinar

Direcciones

a) En un tazón mediano, mezcle el queso cheddar, el queso crema, las cebollas verdes, el pimiento, el cilantro, el jalapeño, la ralladura de limón y el jugo de limón. Dobla la carne de cangrejo, teniendo cuidado de no romperla demasiado.

b) Extienda la mezcla de carne de cangrejo en la mitad de cada una de las tortillas, dividiéndola de manera uniforme. Dobla las tortillas para hacer medias lunas.

c) Rocíe una sartén antiadherente grande con aceite en aerosol y caliéntela a fuego medio. Cocine 2 quesadillas a la vez, durante unos 3 minutos por lado, hasta que estén doradas y el relleno esté caliente.

d) Retire las quesadillas de la sartén y manténgalas calientes mientras cocina las quesadillas restantes.

e) Corta cada quesadilla en 4 gajos y sírvelos tibios.

19. Botones de yogur helado y bayas

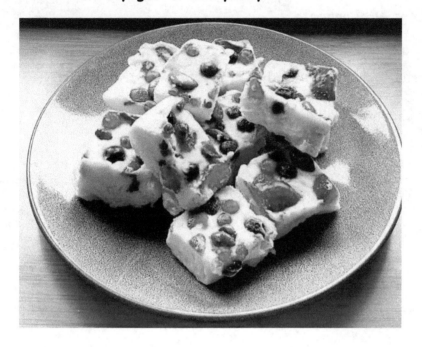

RACIONES

Ingredientes

- ½ taza de bayas mixtas congeladas
- 1 taza de yogur griego natural sin grasa
- 1 cucharadita de miel

Direcciones

a) Cubra una bandeja para hornear con papel pergamino (asegúrese de que la bandeja para hornear quepa en su congelador).

b) En un procesador de alimentos o licuadora, haga puré las bayas. Agregue el yogur y la miel y procese hasta que quede suave y bien combinado.

c) Deje caer la mezcla de yogur y bayas en ¼ de cucharadita sobre el papel pergamino, dejando espacio en el medio para que no se esparzan entre sí.

d) Coloque la bandeja para hornear en el congelador y congele hasta que las gotas estén sólidas, al menos 3 horas.

e) Sirva inmediatamente o transfiera las gotas a una bolsa de plástico sellable y apta para el congelador y guárdelas hasta que esté listo para comer.

20. Barras de granola con chocolate y cereza

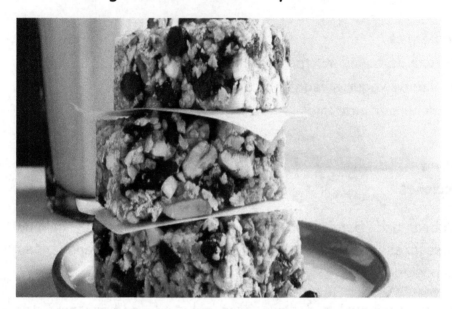

HACE 12 BARRAS

Ingredientes

- Spray para cocinar
- 2 tazas de copos de avena de cocción rápida a la antigua
- 1 taza de almendras fileteadas
- $\frac{1}{4}$ taza de linaza
- $\frac{2}{3}$ taza de miel
- $\frac{1}{4}$ taza de azúcar morena envasada
- 3 cucharadas de aceite de coco
- $1\frac{1}{2}$ cucharaditas de extracto de vainilla
- $\frac{1}{2}$ taza de cerezas secas picadas
- $\frac{1}{2}$ taza de chocolate amargo picado

Direcciones

a) En un tazón grande, combine la avena y las almendras y revuelva para mezclar bien. Extienda la mezcla en una bandeja para hornear grande y hornee en el horno durante unos 10 minutos, revolviendo ocasionalmente, hasta que esté ligeramente tostado.

b) Regrese la mezcla al tazón grande y agregue la linaza.

c) Reduzca la temperatura del horno a 300°F.

d) En una cacerola pequeña a fuego medio, combine la miel, el azúcar moreno y el aceite de coco y deje hervir. Cocine, revolviendo, durante 1 minuto y luego agregue la vainilla.

e) Agregue la mezcla de miel a la mezcla de avena junto con las cerezas y revuelva bien. Incorpore el chocolate.

f) Transfiera la mezcla a la bandeja para hornear preparada. Presione la mezcla en una capa uniforme en la sartén. Hornee la granola en el horno durante 25 a 28 minutos, hasta que la granola comience a dorarse.

POSTRES

21. Cereza crujiente

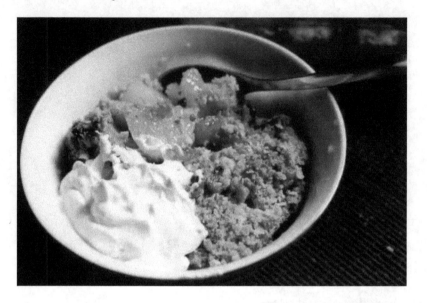

Rendimiento: 6 porciones

Ingrediente

- 16 onzas de lata roja agria sin hueso

  Cerezas

- $1\frac{1}{2}$ cucharada de maicena

- $\frac{1}{2}$ taza de copos de avena de cocción rápida

- 2 cucharadas de nueces picadas

- 4 cucharaditas de azúcar

- $\frac{1}{4}$ de cucharadita de extracto de almendras

- 1 cucharada de margarina -- derretida

Direcciones

a) Escurra las cerezas y reserve $\frac{3}{4}$ de taza de jugo. Combine una pequeña cantidad de jugo, maicena y azúcar en una cacerola. Agregue el jugo restante.

b) Cocine a fuego moderado, revolviendo constantemente hasta que espese y esté claro. Retírelo del calor. Agregue las cerezas y extraiga. Distribuya en un molde de 8 pulgadas.

c) CUBIERTA: Precaliente el horno a 375 F. Mezcle la avena y las nueces en un tazón pequeño.

d) Agrega la margarina; mezclar bien con un tenedor. La mezcla se desmoronará. Espolvorea la cobertura sobre las cerezas Hornee por 20 minutos o hasta que la cobertura esté dorada Servir tibio o frío

2. Lunas masticables de manzana

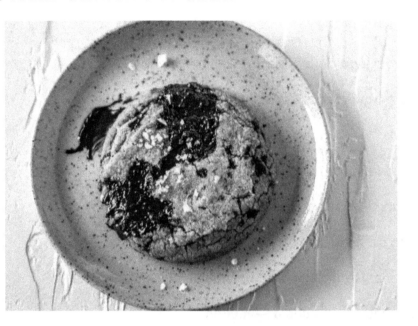

Rendimiento: 18 porciones

Ingrediente

- $\frac{3}{4}$ taza de jugo de manzana -- concentrado

- $\frac{1}{2}$ taza de manzanas secas

- 2 huevos

- $\frac{1}{4}$ taza de mantequilla, derretida y enfriada

- 1 cucharadita de vainilla

- $1\frac{1}{4}$ taza de harina

- $\frac{1}{2}$ cucharadita de polvo de hornear

- $\frac{1}{2}$ cucharadita de canela -- molida

- $\frac{1}{8}$ cucharadita de nuez moscada -- molida

Direcciones

a) Picar la fruta. Combine el concentrado de jugo de manzana y las manzanas; dejar reposar 10 minutos.

b) Precaliente el horno a 350. Bata los huevos en un tazón mediano. Mezcle la mezcla concentrada, la mantequilla y la vainilla. Agregue los ingredientes restantes y mezcle bien. Deje caer cucharadas de masa de 2" sobre bandejas para hornear engrasadas.

c) Hornee de 10 a 12 minutos, hasta que esté firme y dorado.

d) Enfriar rejillas de alambre. Almacene en un recipiente herméticamente tapado.

3. Bizcocho para diabéticos y bajo en sodio

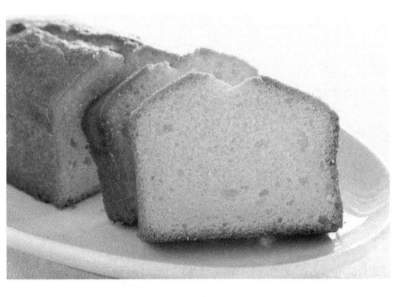

Rendimiento: 4 porciones

Ingrediente

- $1\frac{1}{2}$ taza de manteca vegetal
- $2\frac{3}{4}$ taza de azúcar
- 9 huevos
- 1 limón; jugo de
- 1 cucharadita de vainilla
- 2 tazas de harina de pastel tamizada

Direcciones

a) Caliente el horno a 300 grados. Engrasa y enharina un molde tubular de 10 pulgadas.

b) Crema de manteca vegetal hasta que quede suave. Añadir poco a poco el azúcar y la nata bien.

c) Agregue los huevos uno a la vez, batiendo bien después de cada uno. Agregue el jugo de limón y la vainilla. Tamizar la harina de pastel y agregar a la mezcla.

d) Vierta la mezcla en el molde para tubos. Hornee durante $1\frac{1}{2}$ horas o hasta que las pruebas estén listas.

.Sorbete cremoso de suero de leche y limón

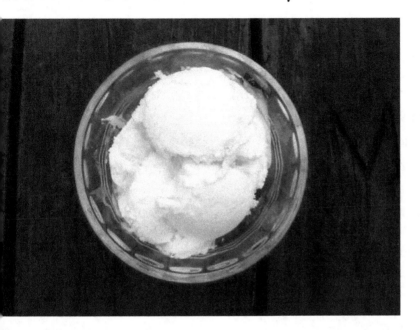

PARA 4 PERSONAS

Ingrediente

- 2 tazas de suero de leche bajo en grasa
- 1 taza de azúcar
- Ralladura de 1 limón
- $\frac{1}{4}$ taza de jugo de limón fresco

Direcciones

a) En un tazón grande, mezcle todos los ingredientes hasta que el azúcar se disuelva por completo.

b) Tapa y refrigera la mezcla por unas 4 horas, hasta que esté muy fría.

c) Transfiere la mezcla a una máquina para hacer helados y congela según las instrucciones del fabricante.

d) Transfiera el sorbete a un recipiente apto para el congelador y congele durante al menos 4 horas antes de servir.

5. Helado de azúcar moreno y nuez pecana

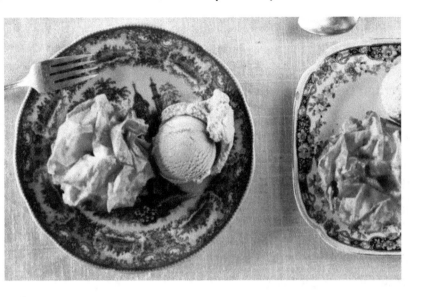

8 RACIONES

Ingrediente

- 1 cucharada de agua
- $1\frac{1}{2}$ cucharaditas de gelatina en polvo sin sabor
- $2\frac{1}{2}$ tazas de leche baja en grasa
- $\frac{3}{4}$ taza de azúcar morena oscura envasada
- $\frac{1}{2}$ cucharadita de canela molida
- 3 yemas de huevo
- 1 lata (12 onzas) de leche evaporada sin grasa
- 1 cucharadita de extracto de vainilla
- $\frac{1}{2}$ taza de nueces picadas

Direcciones

a) En una cacerola grande, caliente $1\frac{1}{2}$ tazas de leche a fuego medio. Cuando la leche esté caliente, agregue el azúcar moreno y la canela, y continúe calentando.

b) En un tazón mediano, mezcle las yemas de huevo y la leche evaporada. Agregue la mezcla de leche caliente a la mezcla de huevo en un chorro delgado, batiendo constantemente, hasta que esté bien combinado.

c) Transfiera la mezcla nuevamente a la cacerola y caliente a fuego medio, revolviendo constantemente, hasta que la mezcla comience a espesar, aproximadamente 5 minutos.

d) Cuele la mezcla a través de un colador de malla fina en un tazón y mezcle la gelatina y la mezcla de agua.

e) Agregue la 1 taza de leche restante y el extracto de vainilla, cubra y enfríe en el refrigerador durante al menos 2 horas o toda la noche.

f) Revuelve la mezcla, transfiérela a una máquina para hacer helados y congélala de acuerdo con las instrucciones del fabricante. Cuando la mezcla esté casi congelada, agregue las nueces.

26. Peras escalfadas rojo rubí

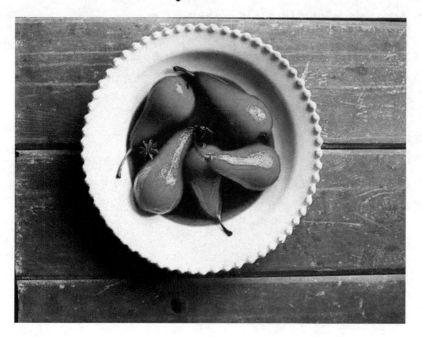

PARA 4 PERSONAS

Ingrediente

- 2 tazas de vino tinto
- ¼ de taza) de azúcar
- 1 tira (3 pulgadas) de cáscara de naranja
- jugo de 1 naranja
- 1 rama de canela
- 2 dientes enteros
- 4 peras firmes y maduras, peladas, con los tallos intactos y la base nivelada para que las peras se mantengan erguidas

Direcciones

a) En una cacerola grande, hierva el vino, el azúcar, la cáscara de naranja, el jugo de naranja, la rama de canela y los clavos a fuego medio-alto. Reduzca el fuego a medio-bajo y cocine a fuego lento, sin tapar, durante unos 5 minutos.

b) Agregue las peras al líquido, cubra y cocine, volteando las peras de vez en cuando, durante unos 20 minutos, hasta que las peras estén tiernas pero no blandas. Pasa las peras a una fuente o tazón grande.

c) Suba el fuego a medio-alto y cocine los líquidos, revolviendo, durante unos 15 minutos, hasta que la mezcla comience a espesar y adquiera una consistencia de jarabe.

d) Retire la cáscara de naranja, la rama de canela y los clavos.

e) Vierta la salsa sobre las peras y enfríe durante 2 horas o más antes de servir.

7.Crujiente de melocotón y arándanos

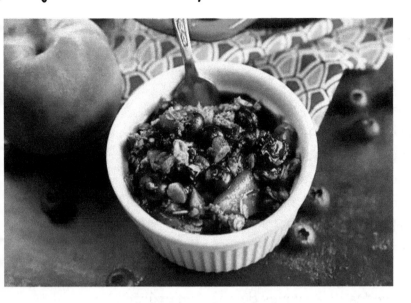

PARA 4 PERSONAS

Ingredientes
Para el llenado:
- Spray para cocinar
- 2 tazas de duraznos en rodajas
- 1 taza de arándanos frescos
- 2 cucharadas de azúcar granulada
- 2 cucharadas de harina para todo uso
- 2 cucharadas de jugo de limón fresco

Para la cobertura:
- $\frac{3}{4}$ taza de copos de avena a la antigua
- $\frac{1}{4}$ taza de harina para todo uso
- 3 cucharadas de hojuelas de coco sin azúcar
- 2 cucharadas de aceite de coco
- $\frac{1}{4}$ taza de azúcar morena envasada

Direcciones

a) En un tazón grande, mezcle los duraznos y los arándanos. Agregue el azúcar, la harina y el jugo de limón y revuelva para combinar. Vierta la mezcla en los moldes preparados, dividiéndola en partes iguales.

b) Combine la avena, la harina, las hojuelas de coco, el aceite de coco y el azúcar moreno en un procesador de alimentos. Pulse hasta que la mezcla esté bien combinada.

c) Vierta la mezcla sobre la fruta en los moldes, dividiéndola en partes iguales y asegurándose de cubrir la fruta por completo.

d) Coloque la bandeja para hornear con los moldes rellenos en el horno y hornee durante aproximadamente 1 hora, hasta que la parte superior esté bien dorada y el relleno esté muy caliente y burbujeante.

e) Sirva tibio, cubierto con una bola de helado de vainilla o yogur congelado, si lo desea.

28. Pastel de capas de merengue de limón

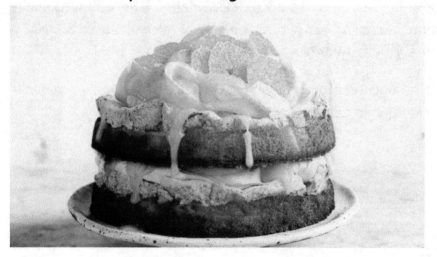

Ingredientes

Para el pastel:

- Spray para cocinar
- Harina todo uso, para espolvorear
- 4 huevos, a temperatura ambiente
- ⅔ taza de azúcar
- 1 cucharadita de extracto de vainilla
- 1 cucharadita de ralladura de limón
- 3 cucharadas de aceite de canola
- $\frac{3}{4}$ taza de harina para pastel

Para el llenado:

- 1 lata de leche condensada azucarada sin grasa
- 1 cucharadita de ralladura de limón
- ⅓ taza de jugo de limón fresco

Para la cobertura:

- 2 claras de huevo, a temperatura ambiente
- $\frac{1}{4}$ de cucharadita de cremor tártaro
- $\frac{1}{4}$ de taza) de azúcar
- $\frac{1}{4}$ de cucharadita de extracto de vainilla

Direcciones

a) En un tazón grande, combine los huevos y el azúcar y bata con una batidora eléctrica a velocidad media-alta hasta que quede esponjoso y de color amarillo pálido, de 8 a 10 minutos. Agrega la vainilla y la ralladura de limón.

b) Usando una espátula de goma, agregue suavemente el aceite.

c) Agregue la harina hasta que se incorpore.

d) Transfiera la masa a los moldes para hornear preparados, dividiéndola uniformemente.

e) Hornee los pasteles durante 20 a 22 minutos, hasta que un palillo insertado en el centro salga limpio.

f) Coloque los moldes sobre una rejilla para que se enfríen durante 10 minutos, luego gire los pasteles sobre la rejilla y enfríe completamente.

9.Pastel de crema de chocolate

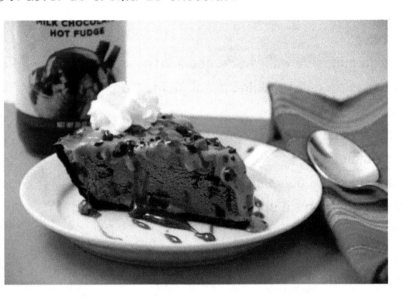

8 RACIONES

Ingredientes

Para la corteza:

- 1¼ tazas de migas de galleta de chocolate
- 3 cucharadas de mantequilla sin sal, derretida

Para el llenado:

- ¾ taza de azúcar
- ¼ taza de maicena
- ¼ taza de cacao en polvo sin azúcar
- 1¾ tazas de leche baja en grasa o leche de coco light
- 1 huevo
- 4 onzas de chocolate amargo, finamente picado
- Cobertura batida no láctea y sin grasa, para servir

Direcciones

a) En una cacerola grande a fuego medio, mezcle el azúcar, la maicena y el cacao. Agregue la leche y el huevo y continúe batiendo hasta que quede suave.

b) Cocine, revolviendo constantemente, hasta que la mezcla burbujee y espese, aproximadamente 5 minutos.

c) Retire la mezcla del fuego y agregue el chocolate, revolviendo hasta que se derrita e incorpore por completo.

d) Vierta el relleno en la corteza preparada, cubra con una envoltura de plástico, presione el plástico sobre la superficie del relleno y enfríe hasta que cuaje, al menos 4 horas.

e) Sirva frío, cubierto con frutas o cobertura batida, si lo desea.

0. Barras de coco glaseadas con chocolate

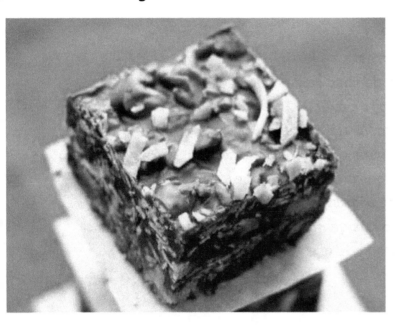

HACE 8 BARRAS

Ingredientes
Para las barras:
- $1\frac{1}{2}$ tazas de coco rallado sin azúcar
- $\frac{1}{4}$ de taza) de azúcar
- 2 cucharadas de crema de coco
- 2 cucharadas de aceite de coco
- $\frac{1}{2}$ cucharadita de extracto de vainilla

Para el glaseado de chocolate:
- 3 cucharadas de chispas de chocolate negro mini
- $\frac{1}{2}$ cucharada de aceite de coco

Direcciones

a) En un tazón mediano, mezcle el coco rallado, el azúcar, la crema de coco, el aceite de coco y la vainilla hasta que estén bien combinados.

b) En una taza medidora de vidrio apta para microondas con pico o en un tazón pequeño apto para microondas, combine las chispas de chocolate y el aceite de coco. Caliente el chocolate y el aceite en un microondas al 50 por ciento de potencia durante 30 segundos a la vez hasta que las chispas de chocolate se hayan derretido hasta la mitad.

c) Revuelva para derretirlos por completo y combine bien la mezcla.

d) Retire las barras del congelador y córtelas en 8 barras. Coloque las barras en la bandeja para hornear preparada y rocíe el glaseado de chocolate por encima.

e) Coloque la bandeja para hornear en el congelador durante otros 5 minutos más o menos, hasta que el chocolate se haya endurecido.

f) Sirva inmediatamente o guarde las barras en el refrigerador hasta por 3 semanas.

31. Biscotti de cereza y almendras

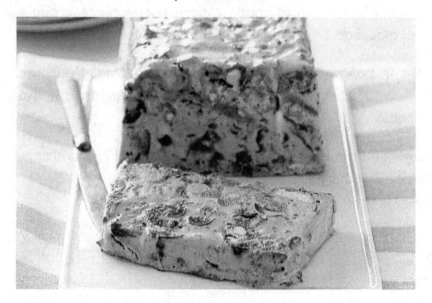

HACE 18 BISCOTI

Ingredientes

- 1 taza de harina para todo uso
- 1 taza de harina integral
- $\frac{1}{2}$ cucharadita de levadura en polvo
- $\frac{1}{2}$ cucharadita de bicarbonato de sodio
- $\frac{1}{4}$ taza de mantequilla sin sal
- $\frac{1}{2}$ taza de azúcar granulada
- $\frac{1}{4}$ taza de azúcar moreno
- 2 huevos
- 1 cucharada de extracto de vainilla
- 3 onzas de almendras
- 2 onzas de cerezas secas, picadas

Direcciones

a) En un tazón mediano, mezcle las harinas, el polvo de hornear y el bicarbonato de sodio.

b) En un tazón grande, con una batidora eléctrica, mezcle la mantequilla y los azúcares hasta que quede cremoso. Agregue los huevos, uno a la vez.

c) Agrega la vainilla y los ingredientes secos y bate hasta que estén bien combinados. Agregue las almendras y las cerezas secas.

d) Divida la masa en 2 porciones iguales. En la bandeja para hornear preparada, forme la masa en dos panes de 3 por 8 pulgadas.

e) Hornea los panes hasta que estén dorados, de 30 a 35 minutos.

f) Corta los panes en un ángulo de 45 grados en rebanadas de 1 pulgada de ancho.

g) Regrese las rebanadas a la bandeja para hornear, colocándolas sobre sus bordes sin cortar. Hornea los biscotti hasta que estén muy secos y ligeramente dorados, unos 25 minutos.

2. Galletas de avena y chispas de chocolate

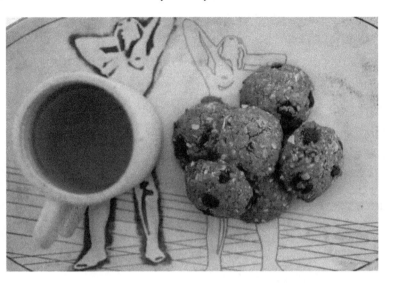

Ingredientes

- $\frac{1}{2}$ taza de harina para todo uso
- $\frac{1}{2}$ taza de harina integral
- $\frac{3}{4}$ taza de copos de avena de cocción rápida a la antigua
- $\frac{1}{2}$ cucharadita de levadura en polvo
- ⅓cucharadita de bicarbonato de sodio
- $\frac{3}{4}$ taza de azúcar moreno claro
- ⅓taza de aceite de canola
- 1 huevo
- 1 cucharadita de extracto de vainilla
- ⅓taza de chispas de chocolate amargo

Direcciones

a) Precaliente el horno a 350°F.

b) Cubra una bandeja para hornear grande con papel pergamino.

c) En un tazón mediano, combine las harinas, la avena, el polvo de hornear y el bicarbonato de sodio.

d) Usando una batidora eléctrica, en un tazón grande, mezcle el azúcar y el aceite.

e) Agrega el huevo y la vainilla y bate para combinar.

f) Agregue la mezcla seca a la mezcla húmeda y bata para combinar.

g) Dobla las chispas de chocolate.

h) Deje caer la masa para galletas en la bandeja para hornear con cucharadas redondas.

i) Hornea las galletas hasta que estén doradas, unos 25 minutos. Transfiera las galletas a una rejilla para que se enfríen.

33. Pastel de pan de maíz bajo en sodio

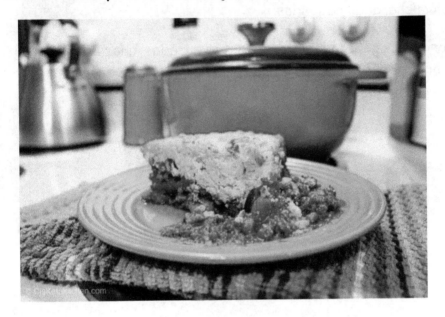

Ingrediente

- 1 libra de carne molida, magra
- 1 de cada cebolla grande, picada
- 1 de cada Sopa de tomate simulada
- Sal y $\frac{3}{4}$ de cucharadita de pimienta negra
- 1 cucharada de chile en polvo
- 12 onzas de maíz en grano congelado
- $\frac{1}{2}$ taza de pimiento verde picado
- $\frac{3}{4}$ taza de harina de maíz
- 1 cucharada de azúcar
- 1 cucharada de harina para todo uso
- $1\frac{1}{2}$ cucharadita de polvo de hornear
- 2 claras de huevo, bien batidas
- $\frac{1}{2}$ taza de leche al 2%
- 1 cucharada de gotas de tocino

Direcciones

a) Pastel de pan de maíz: combine en una sartén la carne molida y la cebolla picada.

b) Dorar bien. Agregue la sopa de tomate, el agua, la pimienta, el chile en polvo, el maíz y el pimiento verde picado. Mezclar bien y dejar cocer a fuego lento durante 15 minutos.

c) Convertir en una cacerola engrasada. Cubra con pan de maíz (abajo) y hornee en un horno moderado (350 ~ F) durante 20 minutos.

d) Cobertura de pan de maíz: tamice la harina de maíz, el azúcar, la harina y el polvo de hornear. Agregue el huevo bien batido, la leche y la grasa del tocino. Gire sobre la mezcla de carne.

4. Pastel soufflé de chocolate

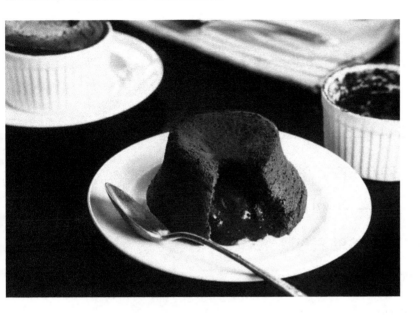

Rendimiento: 8 porciones

Ingrediente

- aceite vegetal antiadherente
- Rociar
- 14 cucharadas de azúcar
- ⅔ taza de nueces, tostadas
- ½ taza de cacao en polvo sin azúcar
- 3 cucharadas de aceite vegetal
- 8 claras de huevo grandes
- 1 pizca de sal
- Azúcar en polvo

Direcciones

a) Unte la sartén y el papel con aceite vegetal en aerosol. Espolvorea la sartén con 2 cucharadas de azúcar. Moler finamente las nueces con 2 cucharadas de azúcar en el procesador. Transfiera la mezcla de nueces a un tazón grande. Mezcle 10 cucharadas de azúcar y cacao, luego aceite.

b) Usando una batidora eléctrica, bata las claras de huevo y la sal en un tazón grande hasta que se formen picos suaves. Incorpore las claras a la mezcla de cacao en 3 adiciones. Coloca la masa en el molde preparado; parte superior lisa.

) Hornee hasta que la torta se infle y el probador insertado en el centro salga con migas húmedas adheridas, aproximadamente 30 minutos.

35. Pastel de pavo al pastor

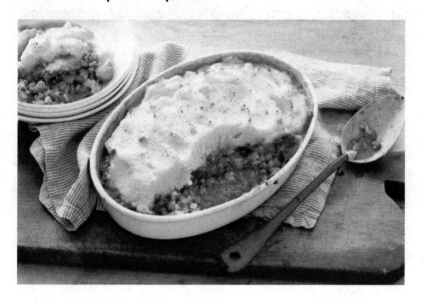

Rendimiento: 6 porciones

Ingrediente

- 2 cebollas, en rodajas
- 2 cucharadas de aceite vegetal
- 4 tazas de pavo/pollo, cocido, picado
- $\frac{1}{4}$ taza de harina de trigo integral
- 2 tazas de caldo o caldo de pollo
- 2 tazas de zanahorias; en rodajas, al vapor
- 2 tazas de tomate/enlatado, pelado, cortado en cubitos
- $\frac{1}{2}$ cucharadita de tomillo seco
- $\frac{1}{2}$ cucharadita de romero seco
- 6 papas; cocido, en puré

Direcciones

a) En una cacerola grande, saltee las cebollas en el aceite durante 5 minutos. Agregue el pavo (o el pollo). Espolvoree la harina, revuelva para mezclar. Agregue el caldo de pollo, las zanahorias, los tomates, el tomillo y el romero.

b) Cocine a fuego medio hasta que espese. Vierta en una cacerola de 3 cuartos ligeramente engrasada. Extiende las patatas por encima. Hornee en un horno a 375 F durante 20 a 30 minutos, o hasta que se dore.

36. Crema de cacao sedoso

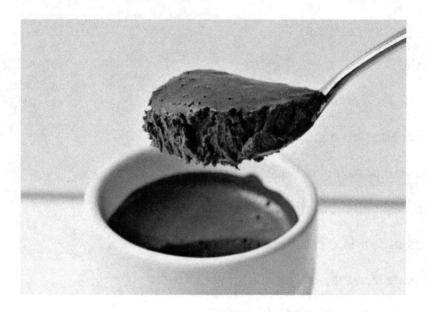

Rendimiento: 8 porciones

Ingrediente

- 1 paquete de gelatina sin sabor
- $\frac{1}{4}$ taza de agua fría
- $\frac{1}{2}$ taza de azúcar
- $\frac{1}{3}$ taza de cacao HERSHEY'S
- $\frac{3}{4}$ taza de leche descremada
- $\frac{1}{2}$ taza de queso ricotta semidescremado bajo en grasa
- 1 cucharadita de extracto de vainilla
- $\frac{1}{2}$ taza de cobertura batida no láctea
- Fresas frescas

Direcciones

a) En un tazón pequeño, espolvorea la gelatina sobre el agua; deje reposar 2 minutos para ablandar. En una cacerola mediana, mezcle el azúcar y el cacao; agregue la leche. Cocine a fuego medio, revolviendo constantemente, hasta que la mezcla esté muy caliente. Agrega la mezcla de gelatina; revolviendo hasta que la gelatina se disuelva por completo; vierte la mezcla en un tazón mediano.

b) En el tazón de la licuadora o del procesador de alimentos, mezcle el queso ricotta y la vainilla hasta que quede suave; agregue la cobertura batida.

c) Incorpore gradualmente a la mezcla de cacao; vierte inmediatamente en un molde de 2 tazas. Refrigere hasta que esté firme, alrededor de 2-3 horas. Desmoldar sobre un plato de servir. Sirva con fresas, si lo desea.

. batatas y manzanas

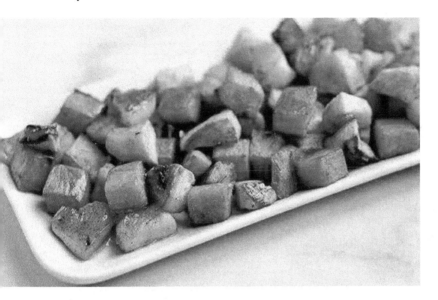

Rendimiento: 4 porciones

Ingrediente

- 12 onzas de batatas cocidas,
- Pelado -- rebanado a lo largo
- en rodajas finas
- 2 manzanas dulces pequeñas, peladas y partidas por la mitad
- Cortar en finas
- rebanadas
- $\frac{1}{4}$ taza de jugo de naranja congelado
- Concentrado - descongelado
- $\frac{1}{4}$ taza de agua
- 6 cucharaditas de azúcar
- $\frac{1}{8}$ cucharadita de jengibre molido
- $\frac{1}{4}$ de cucharadita de canela molida
- $\frac{1}{8}$ cucharadita de nuez moscada molida
- 1 cucharada más
- 1 cucharadita de margarina

Direcciones

a) Precaliente el horno a 350. Acomode rebanadas alternas de camote y manzana en una fuente para hornear que haya sido rociada con aceite en aerosol antiadherente.

b) Combine el jugo de naranja, el agua, el azúcar y las especias. Vierta la mezcla uniformemente sobre las papas y las manzanas. Rocíe con margarina y hornee sin tapar durante 1 hora.

38. Mezcla para hornear, baja en sodio

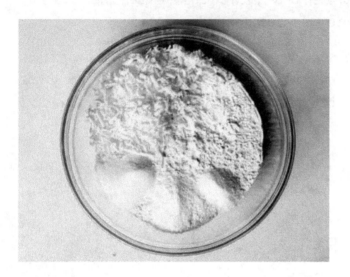

Rendimiento: 12 porciones

Ingrediente

- 9 tazas de harina

- $\frac{1}{4}$ de taza) de azúcar

- $\frac{1}{2}$ taza de polvo de hornear bajo en sodio

- $1\frac{1}{4}$ taza de aceite vegetal

Direcciones

a) Tamizar juntos la harina, el polvo de hornear y el azúcar dos veces en un tazón grande.

b) Agregue aceite lentamente, usando una batidora de repostería, hasta que la mezcla tenga la textura de harina de maíz gruesa. Almacenar en un recipiente bien tapado a temperatura ambiente o en el refrigerador.

c) La mezcla se mantendrá dos meses a temperatura ambiente, más tiempo en el refrigerador.

d) Vierta la mezcla en una taza ligeramente y nivele con un cuchillo o una espátula.

PLATOS PRINCIPALES

. Sopa de pollo baja en sodio

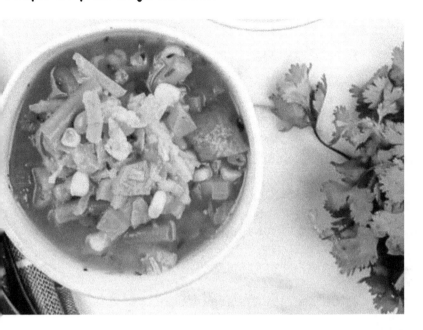

Rendimiento: 8 porciones

Ingredientes
- 3 libras de pollo frito

- $\frac{1}{2}$ taza de jerez seco

- $\frac{1}{2}$ taza de cebollas verdes picadas

- 2 tazas de tomates picados

- 1 taza de granos de maíz

- $\frac{1}{2}$ taza de batatas cortadas en cubitos

- $\frac{1}{2}$ taza de guisantes sin cáscara

- 2 cucharadas de cebollín fresco picado

- 1 cucharadita de albahaca fresca picada

- $\frac{1}{2}$ cucharadita de estragón fresco picado

- 6 tazas de caldo de pollo desgrasado

Direcciones
a) En una olla grande o en un horno holandés a fuego medio-alto, dore los trozos de pollo en jerez salteándolos rápidamente por ambos lados hasta que se doren (unos 10 minutos). Retire de la olla y reserve.

b) Agregue las cebollas verdes, los tomates, el maíz y las batatas y saltee durante 5 minutos en el líquido de cocción que quedó en la olla. Si la olla se seca, agregue una pequeña cantidad de agua.

c) Agregue los guisantes, las cebolletas, la albahaca, el estragón y el chile y cocine por 5 minutos. Agregue el caldo, el agua y los trozos de pollo. Llevar a ebullición, luego bajar el fuego a medio, tapar la olla y cocinar durante 45 minutos.

40. Pechuga De Pollo Asada

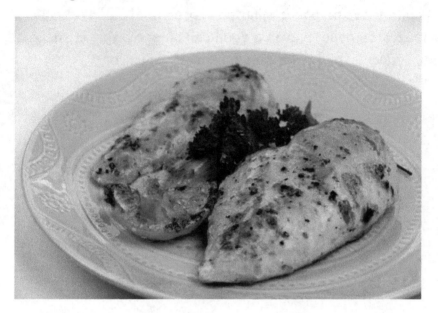

PARA 4 PERSONAS

Ingredientes

- 1 (4 libras) de pollo entero
- 2 limones, cortados por la mitad
- 6 dientes de ajo grandes
- 1 cucharada de mantequilla sin sal
- 4 cucharadas de mostaza Dijon
- 1 cucharada de tomillo fresco picado
- $\frac{1}{2}$ cucharadita de pimienta recién molida
- $\frac{3}{4}$ taza de caldo de pollo bajo en sodio
- $\frac{1}{2}$ taza de vino blanco seco
- 3 cucharadas de crema agria baja en grasa
- 1 cucharada de cebollín fresco finamente picado

Direcciones

a) Coloque el pollo en una sartén grande apta para horno, como una sartén de hierro fundido. Coloque los limones y el ajo dentro de la cavidad del pollo. Frote la mantequilla debajo de la piel de los senos. Cubre el exterior del pollo con 2 cucharadas de mostaza. Espolvorea el pollo con el tomillo y la pimienta.

b) Asar el pollo en el horno durante 50 a 60 minutos,

c) Coloque la sartén en la estufa a fuego medio-alto. Aplasta los dientes de ajo con el lado de un cuchillo y agrégalos a la grasa en la sartén. Agregue el caldo y el vino y cocine, revolviendo y raspando los trozos dorados, durante 3 minutos.

d) Agregue la crema agria y hierva durante aproximadamente 1 minuto, hasta que espese un poco. Agregue las 2 cucharadas restantes de mostaza y las cebolletas.

.Pollo Estofado Con Salsa De Tomate

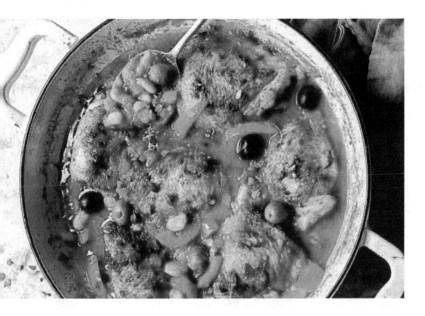

PARA 6

Ingredientes

- 2 cucharadas de aceite de oliva
- 6 muslos de pollo sin piel
- $\frac{1}{2}$ cucharadita de pimienta recién molida
- 1 cebolla mediana, picada
- 3 dientes de ajo, picados
- $\frac{1}{4}$ taza de vino blanco seco
- 2 tazas de caldo de pollo bajo en sodio
- 2 cucharadas de alcaparras, escurridas
- $\frac{1}{4}$ taza de aceitunas verdes curadas sin hueso en rodajas
- 1 cucharada de orégano fresco picado
- 1 lata de tomates cortados en cubitos sin sal, con jugo
- 2 cucharadas de perejil de hoja plana fresco picado

Direcciones

a) Caliente el aceite en una sartén grande a fuego medio-alto. Espolvoree el pollo con pimienta, agréguelo a la sartén y cocine volteándolo una vez, hasta que se dore por ambos lados, aproximadamente 4 minutos en total (cocine el pollo en tandas si es necesario para evitar abarrotar la sartén). Transferir el pollo a un plato.

b) Reduzca el fuego a medio. Agregue la cebolla y el ajo a la sartén y cocine, revolviendo con frecuencia, hasta que la cebolla se ablande, aproximadamente 4 minutos.

c) Agregue el vino y cocine a fuego lento, revolviendo y raspando los trozos dorados del fondo de la sartén, durante unos 3 minutos, hasta que el líquido se reduzca a la mitad. Agrega el caldo, las alcaparras, las aceitunas, el orégano y los tomates con su jugo.

d) Reduzca el fuego a medio-bajo, regrese los muslos de pollo a la sartén y cúbralos con la salsa. Cocine a fuego lento, sin tapar, durante unos 20 minutos, hasta que el pollo esté completamente cocido.

e) Sirve el pollo con la salsa por encima, adornado con el perejil.

42. Salteado chino de pollo y verduras

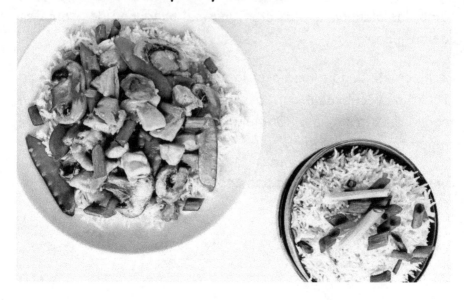

PARA 6

Ingredientes

- 3 cucharadas de vino de cocina china
- 4 cucharadas de salsa de soya baja en sodio
- 1 cucharada de maicena
- 1 libra de pechuga de pollo deshuesada y sin piel
- 5 cucharadas de agua
- 2 cucharadas de miel
- 2 cucharadas de vinagre de arroz sin sazonar
- 2 dientes de ajo, picados
- 1 cucharada de jengibre fresco picado pelado
- 1 cucharada de aceite vegetal
- 2 tazas de floretes de brócoli, finamente picados
- 1 cebolla mediana, picada
- 2 zanahorias medianas, peladas y cortadas en cubitos
- 5 tazas de repollo verde, rallado
- 2 tazas de guisantes de nieve
- 3 cebollas verdes, en rodajas finas, para decorar

Direcciones

a) En un tazón mediano, mezcle el vino, 2 cucharadas de salsa de soya y la maicena para hacer la marinada. Agregue el pollo y revuelva para cubrir.

b) En un tazón pequeño, combine las 2 cucharadas restantes de salsa de soja, 3 cucharadas de agua, la miel, el vinagre, el ajo y el jengibre.

c) Caliente el aceite en una sartén antiadherente grande o en un wok a fuego medio-alto. Agregue el brócoli, la cebolla, las zanahorias y las 2 cucharadas restantes de agua. Agregue el repollo y los chícharos y cocine por 2 minutos más.

d) Agregue el pollo a la sartén junto con la marinada y cocine, revolviendo ocasionalmente, hasta que esté bien cocido, aproximadamente 3 minutos.

e) Agregue la mezcla de salsa y regrese las verduras a la sartén.

.Pollo con suero de leche frito al horno

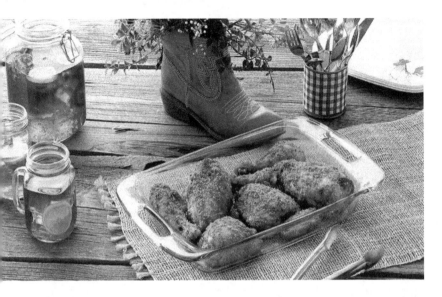

PARA 6

Ingredientes

- ⅔taza de suero de leche bajo en grasa
- 1 cucharadita de pimentón
- ½ cucharadita de pimienta de cayena
- ½ cucharadita de ajo en polvo
- ½ cucharadita de cebolla en polvo
- ½ cucharadita de pimienta recién molida
- 1 (3½ libras) de pollo entero, cortado en 8 piezas (pechuga, muslo, pierna y ala)
- ½ taza de harina para todo uso
- 4 tazas de hojuelas de maíz, trituradas

Direcciones

a) En un tazón grande, combine el suero de leche, el pimentón, la cayena, el ajo en polvo, la cebolla en polvo y la pimienta. Agregue el pollo y gire para cubrir. Cubra y refrigere el pollo durante al menos 1 hora, preferiblemente durante la noche.

b) Precaliente el horno a 425°F.

c) Coloque una rejilla de alambre en una bandeja para hornear grande.

d) Ponga la harina y las hojuelas de maíz trituradas en tazones poco profundos separados.

e) Retire el pollo de la mezcla de suero de leche, dejando que el exceso se escurra de nuevo en el recipiente. Rebozar el pollo en la harina. Vuelva a sumergir el pollo enharinado en la mezcla de suero de leche y luego en las hojuelas de maíz, rodando para cubrir el pollo por completo.

f) Coloque el pollo sobre la rejilla y hornee en el horno hasta que esté bien dorado y bien cocido, aproximadamente 30 minutos. Servir caliente.

44. Hamburguesas griegas de pavo con queso feta

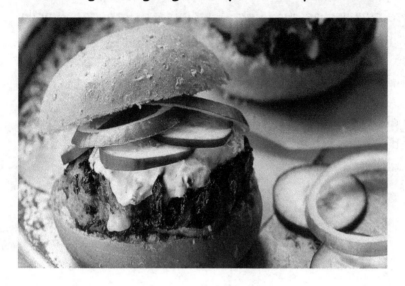

PARA 4 PERSONAS

Ingredientes

- $1\frac{1}{4}$ libras de pavo molido sin grasa
- 1 huevo batido
- $\frac{1}{2}$ cebolla roja mediana, picada, más 4 rodajas finas de cebolla roja, para servir
- 2 cucharadas de perejil fresco picado
- 2 cucharadas de aceitunas Kalamata picadas
- 2 cucharaditas de orégano fresco picado
- 1 diente de ajo picado
- $\frac{1}{2}$ cucharadita de pimienta recién molida
- 4 panes de hamburguesa integrales, tostados
- 4 puñados de hojas de espinaca baby
- 1 tomate grande, en rodajas

Direcciones

a) En un tazón grande, combine el pavo, el huevo, la cebolla picada, el perejil, las aceitunas, el orégano, el ajo y la pimienta y mezcle bien. Forme la mezcla en 4 hamburguesas del mismo tamaño, de aproximadamente $\frac{1}{2}$ pulgada de grosor.

b) Caliente una barbacoa o parrilla a fuego medio-alto, o caliente una sartén antiadherente a fuego medio-alto. Cocine las hamburguesas durante unos 4 minutos por lado, hasta que estén bien cocidas y doradas por fuera.

c) Sirve las hamburguesas dentro del panecillo con espinacas, tomate y una rodaja de cebolla morada. Ofrezca condimentos como mayonesa, ketchup o mostaza, según lo desee.

45. Chuletas De Pavo A La Sartén

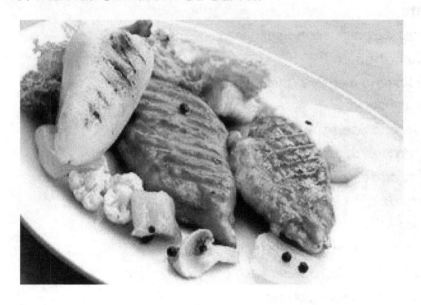

PARA 4 PERSONAS

Ingredientes

- $\frac{1}{4}$ taza de jugo de naranja fresco
- 2 cucharadas de vinagre balsámico
- 1 cucharada de salsa de soya baja en sodio
- 1 cucharada de miel
- 2 cucharaditas de romero fresco picado
- 1 diente de ajo picado
- $\frac{1}{2}$ cucharadita de pimienta recién molida
- 1 libra de chuletas de pechuga de pavo sin piel, cortadas de aproximadamente $\frac{1}{2}$ pulgada de grosor
- Spray para cocinar

Direcciones

a) En un tazón mediano, combine el jugo de naranja, el vinagre, la salsa de soya, la miel, el romero, el ajo y la pimienta y mezcle bien.

b) Agregue las chuletas al tazón y gire para cubrir. Deje reposar durante 15 minutos.

c) Rocíe una sartén antiadherente con aceite en aerosol y caliéntela a fuego medio. Retire las chuletas de la marinada, reserve la marinada y cocine, volteándolas una vez, hasta que estén doradas por ambos lados y bien cocidas, de 8 a 10 minutos. Transfiera las chuletas a un plato y manténgalas calientes.

d) Agregue la marinada reservada a la sartén y hierva. Cocine a fuego lento, revolviendo con frecuencia, hasta que la salsa se reduzca a un glaseado espeso, de 5 a 7 minutos.

e) Sirva las chuletas bañadas con la salsa.

6. Solomillo De Cerdo Asado

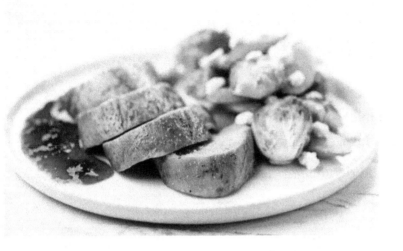

PARA 4 PERSONAS

Ingredientes

- 1 (1 libra) de lomo de cerdo
- 1 cucharada de hierbas de Provenza
- ½ cucharadita de pimienta recién molida
- ⅓ taza de mermelada de higo
- ⅓ taza de miel
- 2 cucharadas de salsa de soya baja en sodio
- 1 cucharada de vinagre de arroz

Direcciones

a) Sazonar el lomo con las hierbas provenzales y la pimienta.

b) Combine la mermelada, la miel, la salsa de soya y el vinagre en una cacerola pequeña a fuego medio. Llévelo a fuego lento y luego retírelo del fuego.

c) Transfiera la mitad del glaseado a un tazón pequeño y reserve. Use el glaseado restante para marinar la carne, ya sea en un tazón o en una bolsa de plástico grande con cierre hermético en el refrigerador durante 1 hora.

d) Precaliente el horno a 425°F.

e) Retire el lomo de la marinada, deseche la marinada y coloque el lomo en una rejilla para asar o en una asadera. Cocine en el horno durante unos 15 minutos, o hasta que alcance una temperatura interna de 145 °F en un termómetro de lectura instantánea.

f) Transfiera la carne a una tabla de cortar, cubra sin apretar con papel aluminio y déjela reposar durante 10 minutos.

g) Mientras tanto, lleve el glaseado restante a fuego lento en una cacerola pequeña a fuego medio-alto. Reduzca el fuego a medio-bajo y cocine a fuego lento hasta que el glaseado se espese, de 5 a 10 minutos.

47. Chuletas De Cerdo Con Salsa De Pimienta

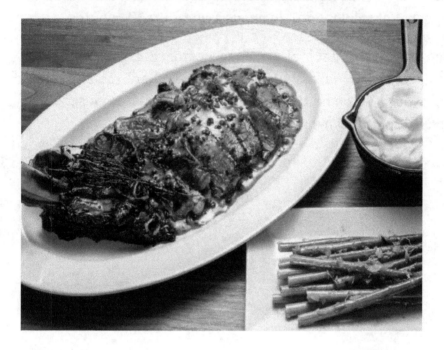

PARA 4 PERSONAS

Ingredientes

- 4 chuletas de cerdo sin hueso
- $\frac{1}{2}$ cucharadita de pimienta recién molida
- 3 cucharadas de harina para todo uso
- 2 cucharadas de aceite de oliva virgen extra
- 1 chalota mediana, picada
- 1 diente de ajo, machacado
- $\frac{1}{2}$ taza de brandy
- $\frac{1}{4}$ taza de crema agria baja en grasa
- 2 cucharadas de caldo de pollo bajo en sodio
- 2 cucharadas de granos de pimienta verde en salmuera

Direcciones

1) Espolvorea las chuletas de cerdo por ambos lados con la pimienta y luego pásalas por harina.

2) Caliente el aceite en una sartén grande a fuego medio-alto. Agregue las chuletas de cerdo y cocine, volteándolas una vez, hasta que estén doradas y bien cocidas, aproximadamente 3 minutos por cada lado (es posible que tenga que cocinar las chuletas en 2 tandas para evitar llenar la sartén). Coloque las chuletas cocidas en un plato y cubra sin apretar con papel de aluminio.

c) Reduzca el fuego a medio-bajo, agregue la chalota y el ajo a la sartén y cocine, revolviendo con frecuencia, hasta que la chalota se ablande, aproximadamente 3 minutos.

d) Agregue el brandy a la sartén y cocine, revolviendo con frecuencia, durante 2 minutos, hasta que se evapore la mayor parte del brandy.

e) Agregue la crema agria, el caldo y los granos de pimienta. Cocine a fuego lento, revolviendo, hasta que la salsa espese y esté bien combinada.

3. Salteado de cerdo chino

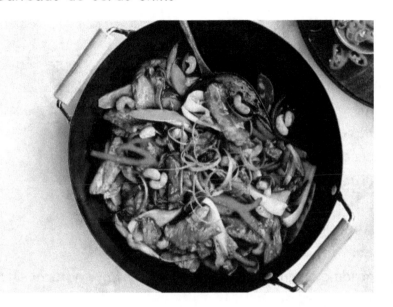

PARA 4 PERSONAS

Ingredientes

- 2 cucharaditas de aceite de canola
- 1 cucharadita de aceite de sésamo asiático
- 1 lomo de cerdo (1 libra), cortado en tiras de 1 por 2 pulgadas
- 2 dientes de ajo, picados
- 1 cucharadita de jengibre fresco pelado picado
- 1 cucharadita de pasta de chile
- 1 pimiento rojo, sin semillas y cortado en tiras
- $\frac{1}{4}$ taza de caldo de pollo bajo en sodio
- $1\frac{1}{2}$ cucharadas de salsa de soya baja en sodio
- 1 cucharada de mantequilla de maní totalmente natural sin sal añadida
- 4 cebollas verdes, en rodajas finas

Direcciones

a) Caliente los aceites en una sartén antiadherente grande a fuego medio-alto. Agregue la carne de cerdo, el ajo, el jengibre y la pasta de chile y cocine, revolviendo con frecuencia, durante unos 2 minutos.

b) Agregue el pimiento y cocine, revolviendo, hasta que el pimiento comience a ablandarse, unos 2 minutos más.

c) Agregue el caldo, la salsa de soya y la mantequilla de maní y deje hervir. Reduzca el fuego a bajo y cocine, revolviendo, hasta que la salsa comience a espesar, aproximadamente 1 minuto más.

d) Agregue las cebollas verdes y sirva inmediatamente.

9. Medallones de Cerdo a la Sartén

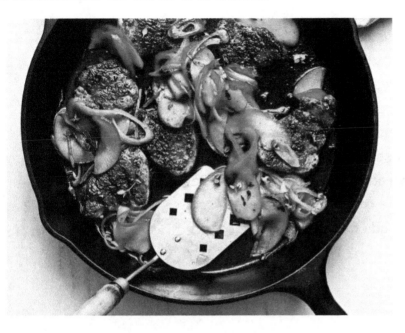

PARA 4 PERSONAS

Ingredientes

- 2 cucharadas de aceite de oliva
- 4 medallones de cerdo cortados al centro sin hueso
- $\frac{1}{2}$ cucharadita de pimienta recién molida
- 2 chalotes medianos, en rodajas
- 2 cucharadas de vinagre de sidra de manzana
- 1 cucharada de mantequilla sin sal
- 1 manzana mediana
- 2 cucharadas de hojas de salvia fresca en rodajas finas
- $\frac{1}{2}$ taza de caldo de pollo bajo en sodio
- 1 cucharada de mostaza integral

Direcciones

a) Caliente el aceite en una sartén antiadherente grande a fuego medio-alto. Espolvorea los medallones de cerdo por ambos lados con la pimienta.

b) Cocine los medallones en la sartén caliente, volteándolos una vez, hasta que estén dorados y bien cocidos, aproximadamente 4 minutos por cada lado. Transfiera los medallones a un plato y cúbralos sin apretar con papel de aluminio.

c) Reduzca el fuego a medio, agregue los chalotes a la sartén, cubra y cocine hasta que los chalotes se ablanden, aproximadamente 5 minutos.

d) Agregue el vinagre y desglase la sartén, revolviendo para raspar los trozos dorados del fondo. Transfiera los chalotes a un tazón pequeño.

e) Suba el fuego a medio-alto y agregue la mantequilla, las rodajas de manzana y la salvia. Cocine, revolviendo con frecuencia, hasta que las manzanas se doren, de 3 a 4 minutos.

f) Agregue el caldo y la mostaza y revuelva para mezclar bien. Cocine a fuego lento hasta que las manzanas estén bastante blandas, unos 2 minutos más.

g) Regrese los chalotes a la sartén y cocine a fuego lento hasta que la salsa espese, aproximadamente 2 minutos.

50. Tacos De Bistec A La Parrilla Con Salsa Fresca

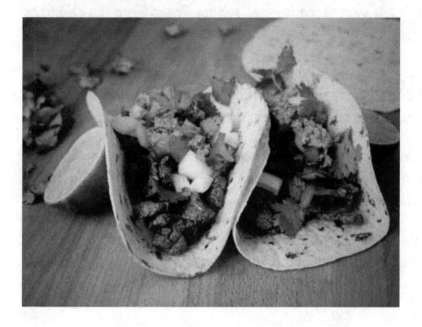

PARA 4 PERSONAS

Ingredientes
Para el bistec:
- 1 cucharada de chile en polvo
- 1 cucharadita de azúcar moreno
- 1 cucharadita de comino molido
- 1 cucharadita de orégano seco
- $\frac{1}{2}$ cucharadita de pimienta recién molida
- $\frac{1}{8}$ cucharadita de canela molida
- 1 bistec de flanco (1 libra), recortado
- Salsa
- tacos

Direcciones

a) Precaliente una barbacoa o parrilla a fuego medio-alto.

b) En un tazón, combine el chile en polvo, el azúcar, el comino, el orégano, la pimienta y la canela. Frote la mezcla de especias sobre el bistec.

c) Ase el bistec, volteándolo una vez, hasta lograr el grado deseado de cocción, aproximadamente 8 minutos por lado para que esté medio cocido.

d) Transfiera el bistec a una tabla de cortar, cúbralo con papel aluminio y déjelo reposar durante 10 minutos.

51. Halibut a la parrilla con salsa de mango

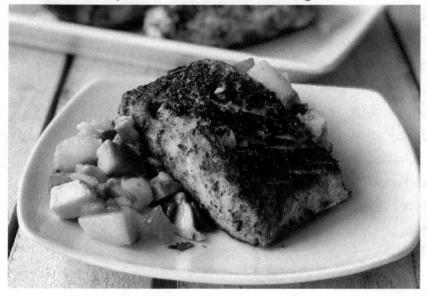

PARA 4 PERSONAS

Ingredientes

- 2 mangos medianos, sin hueso, pelados y cortados en cubitos
- 1 pimiento rojo mediano, sin semillas y cortado en cubitos
- 2 cebollas verdes, en rodajas finas
- 2 jalapeños, sin semillas y cortados en cubitos
- 1 diente de ajo picado
- Jugo de 2 limas
- 1 cucharada de orégano fresco picado

Direcciones

a) En un tazón mediano, combine todos los ingredientes.

b) Revuelva bien.

52. Salmón a la plancha con pesto de cilantro

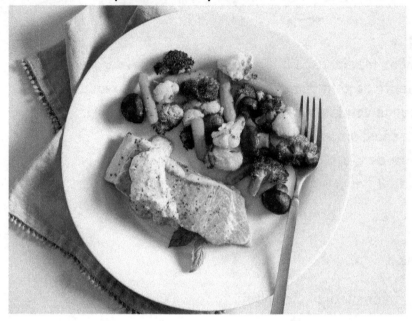

PARA 4 PERSONAS

Ingredientes
Para el pesto:
- 2 dientes de ajo
- 1 taza de hojas de cilantro fresco
- ⅓ taza (1½ onzas) de queso parmesano rallado
- 1 cucharadita de ralladura de lima
- 2 cucharadas de jugo de limón fresco
- 2 cucharadas de aceite de oliva

Para el pescado:
1) Spray para cocinar
b) 4 filetes de salmón (6 onzas), con piel
c) ¼ de cucharadita de pimienta recién molida

Direcciones
Para hacer el pesto:

a) Coloque el ajo en un procesador de alimentos y pulse para picar. Agregue el cilantro, el queso, la ralladura de limón y el jugo de limón y pulse hasta que estén finamente picados.

b) Con el procesador en funcionamiento, rocíe el aceite hasta que esté bien combinado.

Para hacer el pescado:

c) Cubra una sartén antiadherente con aceite en aerosol y caliéntela a fuego medio-alto. Espolvorea el salmón con pimienta y colócalo en la sartén con la piel hacia abajo. Cocine el salmón hasta que la piel comience a dorarse, de 5 a 6 minutos.

d) Voltee el pescado y cocine el otro lado hasta que el pescado esté bien cocido y se desmenuce fácilmente con un tenedor, unos 6 minutos más.

e) Sirva inmediatamente con una cucharada de pesto encima.

3. Salmón Dijon con costra de nueces y miel

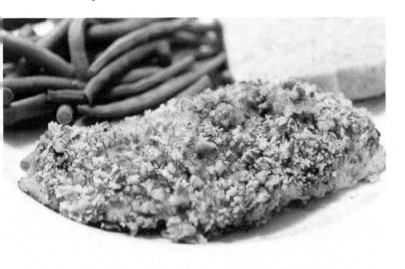

PARA 6

Ingredientes
- Spray para cocinar
- 3 cucharadas de mostaza Dijon
- 1 cucharada de aceite de oliva
- 1 cucharada de miel
- $\frac{1}{2}$ taza de pecanas finamente picadas
- $\frac{1}{2}$ taza de pan rallado fresco
- 6 filetes de salmón (4 onzas)
- 1 cucharada de perejil fresco picado, para decorar

Direcciones

a) Precaliente el horno a 400°F.

b) Rocíe ligeramente una fuente para hornear grande con aceite en aerosol.

c) En un tazón pequeño, combine la mostaza, el aceite y la miel.

d) En un tazón pequeño separado, combine las nueces y el pan rallado.

e) Coloque los filetes en una bandeja para hornear grande. Cepille los filetes primero con la mezcla de miel y mostaza y luego cúbralos con la mezcla de nueces, dividiéndola en partes iguales.

f) Hornee el salmón en el horno hasta que esté completamente cocido y se desmenuce fácilmente con un tenedor, aproximadamente 15 minutos.

g) Servir inmediatamente, adornado con el perejil.

54. Trucha a la plancha con tomates cherry

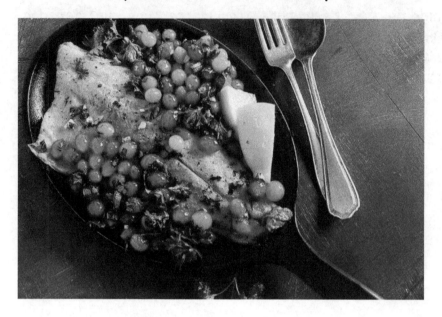

PARA 4 PERSONAS

Ingredientes

- 2 rebanadas de tocino
- 1 pinta de tomates cherry, cortados a la mitad
- 1 diente de ajo picado
- 1 cucharadita de pimienta recién molida
- 1 cucharada de tomillo fresco picado
- Spray para cocinar
- 4 filetes de trucha (6 onzas)
- 4 gajos de limón, para decorar

Direcciones

a) Caliente una sartén mediana a fuego medio-alto. Agregue el tocino y cocine, volteándolo una vez, hasta que esté crujiente, de 5 a 7 minutos. Transfiera el tocino a un plato forrado con toallas de papel para escurrirlo y luego desmenúcelo. Escurra todo menos 1 cucharada de grasa de tocino de la sartén.

b) Agregue los tomates, el ajo y ½ cucharadita de pimienta a la sartén y cocine, revolviendo, hasta que los tomates comiencen a descomponerse, aproximadamente 3 minutos. Retire la sartén del fuego y agregue el tocino desmenuzado y el tomillo.

c) Rocíe una sartén antiadherente grande con aceite en aerosol y caliéntela a fuego medio-alto. Espolvoree la ½ cucharadita de pimienta restante sobre el pescado y agréguelo a la sartén (es posible que deba cocinar el pescado en dos tandas para evitar abarrotar la sartén). Cocine el pescado, volteándolo una vez, hasta que esté completamente cocido y se desmenuce fácilmente con un tenedor, de 2 a 3 minutos por lado.

d) Transfiera los filetes de pescado a platos para servir y sirva cubierto con la mezcla de tomate y rodajas de limón a un lado.

5. Tacos De Pescado Con Crema De Chipotle

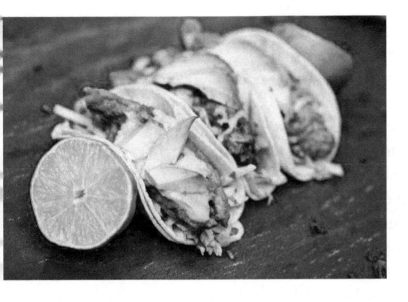

PARA 4 PERSONAS

Ingredientes
Para la crema de chipotle:

a) 3 cucharadas de mayonesa baja en grasa

b) 3 cucharadas de crema agria baja en grasa

c) 1 cucharadita de chipotle molido

d) 1 cucharadita de ralladura de lima

e) $1\frac{1}{2}$ cucharaditas de jugo de lima fresco

f) $\frac{1}{4}$ taza de cilantro fresco picado

Para los tacos:

- 1 cucharadita de comino molido
- 1 cucharadita de cilantro molido
- 1 cucharadita de chile en polvo suave
- $\frac{1}{2}$ cucharadita de pimentón ahumado
- $\frac{1}{8}$ cucharadita de ajo en polvo
- $1\frac{1}{2}$ libras de filetes de huachinango, cortados en tiras de 2 pulgadas
- Spray para cocinar
- 8 tortillas de maíz (6 pulgadas)
- 2 tazas de repollo rallado

Direcciones

a) Combine todos los ingredientes y revuelva bien.

6. Brochetas De Langostinos Picantes A La Plancha

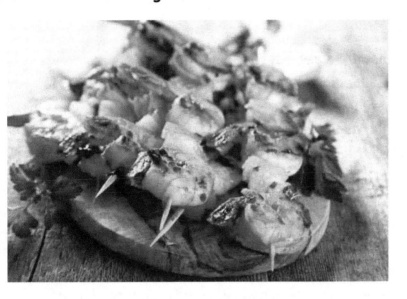

PARA 4 PERSONAS

Ingredientes
Para la ensalada de pepino:
a) 2 pepinos medianos, pelados, sin semillas y cortados en cubitos
b) $\frac{1}{2}$ taza de anacardos tostados sin sal picados en trozos grandes
c) 2 cebollas verdes, en rodajas finas
d) 2 cucharadas de aceite de oliva
e) 1 cucharada de jugo de limón fresco
f) $\frac{1}{4}$ taza de perejil de hoja plana fresco picado
Para las gambas:
g) 1 chile serrano grande, sin semillas y finamente picado
h) 1 cucharada de aceite de oliva
i) 1 cucharadita de comino molido
j) 1 cucharadita de chile en polvo molido
k) 1 a $1\frac{1}{2}$ libras de gambas, peladas y desvenadas

Direcciones

a) En un tazón grande, mezcle los pepinos, los anacardos, las cebollas verdes, el aceite, el jugo de limón y el perejil.

b) Precaliente la parrilla a temperatura media-alta.

c) Remoja 4 brochetas de madera en agua.

d) En un tazón grande, combine el chile serrano, el aceite, el comino y el chile en polvo. Agregue las gambas al tazón y revuelva para cubrir.

e) Ensartar las gambas en las brochetas.

f) Asa las gambas durante unos 3 minutos por lado, hasta que estén rosadas y bien cocidas.

57. Espaguetis con Camarones Asados

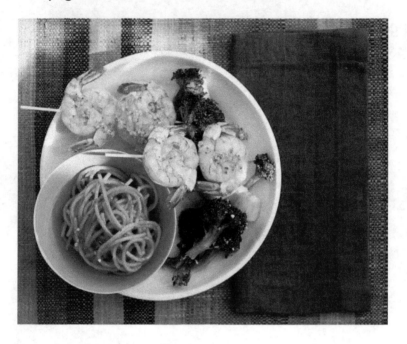

PARA 4 PERSONAS

Ingredientes

- 12 onzas de espaguetis secos
- 1 cucharada de aceite de oliva
- 3 cucharadas de perejil fresco picado
- $1\frac{1}{2}$ libras de camarones jumbo, pelados y desvenados
- 2 cucharadas de mantequilla sin sal, derretida
- 2 dientes de ajo, picados
- $\frac{1}{4}$ de cucharadita de pimienta recién molida
- 2 cucharadas de jugo de limón fresco

Direcciones

a) Precaliente el asador.

b) Cocine los espaguetis de acuerdo con las instrucciones del paquete (omitiendo la sal). Drenar.

c) Mezcle los espaguetis con el aceite y 2 cucharadas de perejil, cubra y mantenga caliente.

d) En una fuente para horno grande, mezcle los camarones con la mantequilla, el ajo y la pimienta. Ase debajo del asador, volteándolos una vez, hasta que los camarones estén rosados y bien cocidos, de 2 a 3 minutos por lado. Retire los camarones del asador y revuélvalos con el jugo de limón.

e) Divida los espaguetis en partes iguales entre 4 tazones para servir poco profundos. Cubra con los camarones, dividiéndolos en partes iguales. Vierta un poco de la salsa de la fuente para hornear sobre cada porción y sirva de inmediato, adornado con la cucharada restante de perejil.

8. Vieiras a la plancha

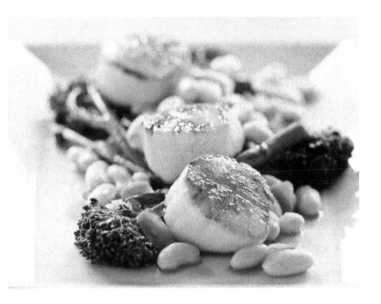

PARA 4 PERSONAS

Ingredientes
- 3 cucharadas de mantequilla sin sal
- $1\frac{1}{2}$ libras de vieiras gigantes
- $\frac{1}{4}$ de cucharadita de pimienta recién molida
- 1 cucharadita de ajo fresco picado
- 3 cucharadas de jugo de limón fresco
- 2 paquetes (5 onzas) de espinacas tiernas
- $\frac{1}{4}$ de cucharadita de pimentón
- $\frac{1}{8}$ cucharadita de pimienta de cayena
- 2 cucharadas de caldo de pollo bajo en sodio
- $\frac{1}{4}$ taza de piñones, tostados

Direcciones

a) En una sartén grande a fuego medio-alto, derrita 2 cucharadas de mantequilla.

b) Seca las vieiras con una toalla de papel, sazónalas con la pimienta y luego agrégalas a la sartén. Cocine hasta que estén bien doradas en la parte inferior, aproximadamente 2 minutos, y luego voltéelas y cocine hasta que estén doradas en el otro lado, aproximadamente 2 minutos más. Transfiera las vieiras a un plato y manténgalas calientes.

c) Derrita la cucharada restante de mantequilla en la sartén y agregue el ajo y las espinacas. Cocine durante unos 2 minutos, hasta que se ablande. Retire las espinacas y el ajo de la sartén y manténgalos calientes.

d) Agregue el jugo de limón, el pimentón y la cayena a la sartén y cocine a fuego lento durante unos 15 segundos.

e) Agrega el caldo. Cocine a fuego lento, raspando cualquier trozo de la sartén, durante unos 3 minutos, hasta que la salsa se reduzca.

f) Regrese las vieiras, junto con los jugos, a la sartén y cocine a fuego lento hasta que estén bien calientes.

g) Coloca las espinacas en 4 platos para servir, dividiéndolas en partes iguales. Cubra cada uno con vieiras, dividiéndolos por igual. Rociar la salsa sobre las vieiras y espolvorear los piñones por encima. Servir inmediatamente.

59. Pasteles De Cangrejo Con Alioli De Pimiento Rojo

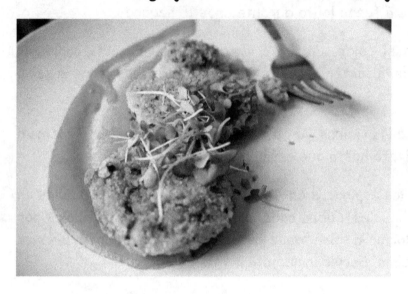

PARA 4 PERSONAS

Ingredientes
Para los pasteles de cangrejo:
- $\frac{1}{2}$ taza de migas de pan panko
- 1 huevo
- 1 clara de huevo, batida
- 2 cebollas verdes, en rodajas finas
- 2 cucharadas de pimiento rojo finamente picado
- 2 cucharadas de perejil fresco picado
- 1 cucharada de mayonesa baja en grasa
- jugo de $\frac{1}{2}$ lima
- 1 cucharadita de condimento Old Bay
- $\frac{1}{2}$ cucharadita de pimienta recién molida
- 9 onzas de carne de cangrejo en trozos
- Spray para cocinar

Para el alioli:
- $\frac{1}{4}$ taza de yogur griego natural sin grasa
- 2 cucharadas de mayonesa baja en grasa
- $\frac{1}{4}$ taza de pimiento rojo asado en frasco (envasado en agua), escurrido, sin semillas y picado

Direcciones

a) En un tazón grande, combine las migas de pan, el huevo, la clara de huevo, las cebollas verdes, el pimiento, el perejil, la mayonesa, el jugo de lima, el condimento Old Bay y la pimienta y revuelva para mezclar bien.

b) Con las manos, doble suavemente la carne de cangrejo, teniendo cuidado de no romper los trozos grandes.

c) Forme 8 hamburguesas del mismo tamaño y refrigere de 30 a 60 minutos.

d) Coloque los pasteles de cangrejo enfriados en la bandeja para hornear y rocíe ligeramente con aceite en aerosol. Hornear durante unos 10 minutos por cada lado.

CONDIMENTOS Y SALSAS

60. Salsa de Tomate Doble

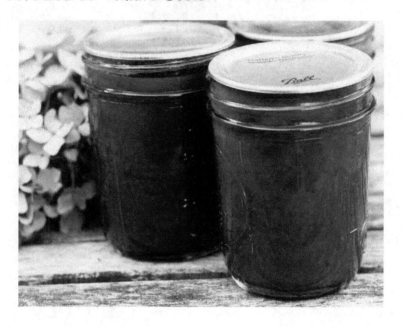

Ingredientes

- 2 latas (6 onzas) de pasta de tomate
- $\frac{2}{3}$ taza de agua
- $\frac{1}{4}$ taza de vinagre de vino tinto
- $\frac{1}{2}$ taza de azúcar morena oscura envasada
- $\frac{1}{4}$ taza de tomates secados al sol picados
- $\frac{1}{2}$ cucharadita de mostaza seca
- $\frac{1}{2}$ cucharadita de canela
- $\frac{1}{8}$ cucharadita de clavo molido
- $\frac{1}{8}$ cucharadita de pimienta de Jamaica
- pizca de pimienta de cayena

Direcciones

a) En una cacerola a fuego medio, mezcle todos los ingredientes y cocine a fuego lento. Cocine, revolviendo, hasta que el azúcar se haya disuelto. Reduzca el fuego a bajo y cocine a fuego lento durante unos 15 minutos.

b) Retire la mezcla del fuego y hágala puré en una licuadora o procesador de alimentos.

c) Deje que se enfríe a temperatura ambiente. Cubra y refrigere la salsa de tomate durante la noche antes de servir. La salsa de tomate se puede refrigerar hasta por 3 semanas.

61. Condimento de pimiento rojo dulce y picante

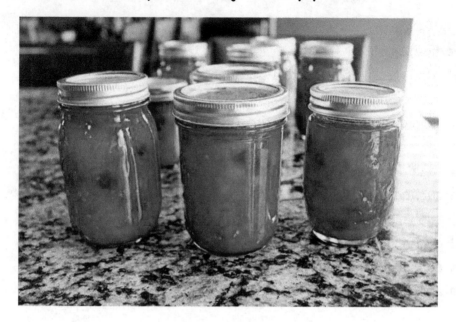

Ingredientes

- 2 cebollas amarillas grandes, finamente ralladas
- 2 pimientos rojos medianos, sin semillas y finamente rallados
- 1 taza de azúcar
- $\frac{1}{2}$ taza de vinagre de vino blanco
- $\frac{1}{4}$ taza de agua
- $\frac{1}{2}$ cucharadita de hojuelas de pimiento rojo

Direcciones

a) En una cacerola grande a fuego medio-alto, combine todos los ingredientes y deje hervir. Reduzca el fuego a bajo y cocine a fuego lento, sin tapar, durante unos 30 minutos, revolviendo con frecuencia, hasta que las verduras estén muy blandas y la mezcla esté bien combinada.

b) Retire el condimento del fuego y deje que se enfríe a temperatura ambiente.

c) Cubra y refrigere el condimento durante al menos 2 horas antes de servir. Guárdelo en un recipiente tapado en el refrigerador hasta por 1 mes.

62. Salsa de barbacoa

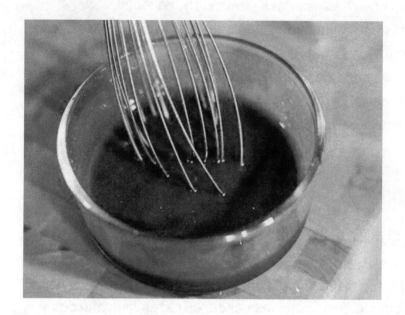

RACIONES 16

Ingredientes

- $1\frac{1}{2}$ tazas de salsa de tomate sin sal agregada
- 1 lata (6 onzas) de pasta de tomate
- $\frac{2}{3}$ taza de azúcar morena oscura envasada
- 3 cucharadas de vinagre de sidra de manzana
- $1\frac{1}{2}$ cucharadas de melaza
- 1 cucharada de salsa Worcestershire
- 1 cucharada de pimentón ahumado
- 2 cucharaditas de mostaza seca
- 2 cucharaditas de chile en polvo
- 1 cucharadita de cebolla en polvo
- $\frac{1}{2}$ cucharadita de humo líquido (opcional)
- $\frac{1}{2}$ cucharadita de ajo en polvo
- $\frac{1}{4}$ de cucharadita de clavo molido
- $\frac{1}{4}$ de cucharadita de pimienta de cayena

Direcciones

a) Combine todos los ingredientes en una cacerola mediana a fuego medio-alto. Lleve a ebullición, reduzca el fuego a medio-bajo y cocine a fuego lento, revolviendo ocasionalmente, durante 20 a 30 minutos, hasta que la salsa se espese un poco.

b) Sirva la salsa inmediatamente o deje que se enfríe a temperatura ambiente, transfiérala a un recipiente tapado y refrigérela hasta por 1 mes.

63. Sándwich cremoso de limón y cebollino

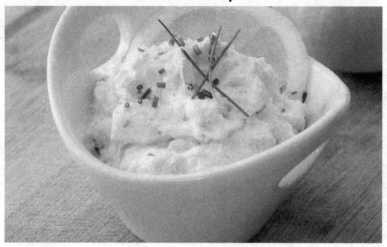

ngredientes

- $\frac{1}{2}$ taza de crema agria sin grasa
- $\frac{1}{4}$ taza de mayonesa baja en grasa
- 3 cucharadas de cebollín picado
- $1\frac{1}{2}$ cucharaditas de ralladura de limón
- 2 cucharaditas de jugo de limón fresco

Direcciones

) En un tazón pequeño, mezcle todos los ingredientes hasta que estén bien combinados.

) Sirva inmediatamente o cubra y refrigere la pasta para untar hasta por 3 días.

64. Pesto De Albahaca Y Cilantro

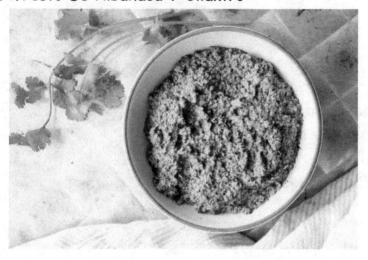

8 RACIONES

Ingredientes

- 2 cucharadas de piñones
- 1 taza de hojas de albahaca fresca
- 1 taza de hojas de cilantro fresco
- 1 diente de ajo
- $\frac{1}{4}$ taza de caldo de pollo bajo en sodio
- 2 cucharadas de aceite de oliva
- 2 cucharadas de jugo de limón fresco
- $\frac{1}{4}$ taza de queso parmesano rallado

Direcciones

a) Tueste los piñones en una sartén a fuego medio, revolviendo con frecuencia, hasta que comiencen a dorarse y se vuelvan aromáticos, aproximadamente 3 minutos.

b) En un procesador de alimentos, combine los piñones, la albahaca, el cilantro y el ajo. Procese hasta que quede suave.

c) Agregue el caldo, el aceite y el jugo de limón y procese hasta obtener una pasta espesa. Agregue el queso y el pulso para combinar.

d) Sirva inmediatamente o cubra y refrigere el pesto por hasta 3 días. El pesto se mantiene mejor si se vierte una fina película de aceite sobre la superficie para evitar que las hierbas se oxiden demasiado rápido.

65. Salsa De Pasta De Tomate Fresco Y Albahaca

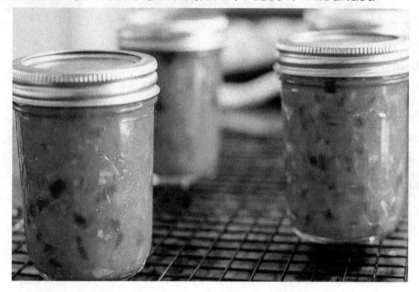

Ingredientes

- $2\frac{1}{4}$ libras de tomates ciruela
- 2 cucharadas de aceite de oliva
- 6 a 8 dientes de ajo, picados
- 2 cebollas medianas, picadas
- 2 cucharadas de pasta de tomate
- $\frac{1}{4}$ taza de vino tinto
- 1 cucharada de vinagre de vino tinto
- $\frac{1}{2}$ taza de albahaca fresca picada

Direcciones

a) Coloque una olla grande llena de agua en la estufa y hierva a fuego alto. Llene un tazón grande para mezclar con agua helada.

b) Mientras tanto, marque una X en la parte inferior de cada tomate con un cuchillo afilado. Blanquea los tomates en el agua hirviendo durante aproximadamente 1 minuto; es posible que tengas que hacerlo en lotes, utilizando una cuchara ranurada para retirar los tomates blanqueados.

c) Transfiera los tomates del agua hirviendo al recipiente con agua helada para detener la cocción.

d) Caliente el aceite en una olla grande y pesada a fuego medio. Agregue el ajo y la cebolla y cocine, revolviendo ocasionalmente, hasta que las cebollas estén blandas, aproximadamente 5 minutos.

e) Agregue la pasta de tomate y cocine por unos 2 minutos. Agregue el vino y el vinagre y cocine, revolviendo, durante otros 2 minutos.

f) Agregue los tomates y su jugo y cocine a fuego lento, revolviendo ocasionalmente, durante unos 20 minutos.

g) Agregue la albahaca, sazone con pimienta y haga puré usando una licuadora de inmersión o transfiriendo a una licuadora en lotes.

Salsa boloñesa

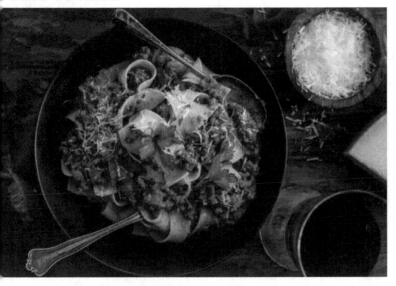

PARA 4 PERSONAS

Ingredientes

- 2 cucharadas de aceite de oliva
- 2 cebollas amarillas pequeñas, finamente picadas
- 2 zanahorias medianas, cortadas en cubitos pequeños
- 2 tallos de apio, en cubitos pequeños
- $1\frac{1}{2}$ libras de carne molida magra
- $1\frac{1}{2}$ tazas de vino tinto
- 1 taza de leche baja en grasa
- 3 latas (14 onzas) de tomates cortados en cubitos sin sa agregada, con jugo
- $\frac{1}{4}$ de cucharadita de nuez moscada molida

Direcciones

a) En una olla grande y pesada, caliente el aceite a fuego medio-alto. Agregue las cebollas, las zanahorias y el apio y cocine, revolviendo ocasionalmente, durante unos 10 minutos, hasto que las verduras estén tiernas.

b) Agregue la carne y cocine, revolviendo y rompiendo la carne con una cuchara de madera, hasta que la carne esté completamente dorada, aproximadamente 5 minutos.

c) Agregue el vino y cocine, revolviendo ocasionalmente, durante 20 a 25 minutos, hasta que la mayor parte del líquido se haya evaporado.

d) Agregue la leche y continúe cocinando, revolviendo ocasionalmente, durante otros 15 minutos, hasta que la leche se haya reducido en su mayor parte.

e) Añadir los tomates junto con su jugo y la nuez moscada y llevar a ebullición. Reduzca el fuego a medio-bajo y cocine a fuego lento, sin tapar, durante 3 a 4 horas. La salsa estará lista cuando esté espesa y la mayor parte del líquido se haya evaporado.

f) Sirva inmediatamente o guarde la salsa en un recipiente tapado en el refrigerador hasta por 3 días, o en el congelador hasta por 3 meses.

67. Salsa picante de maní

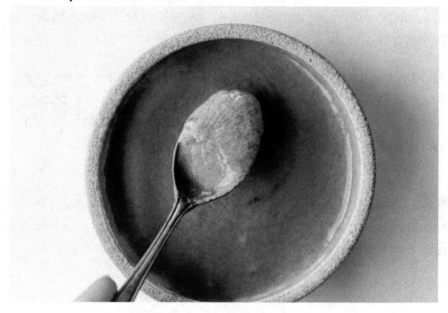

8 RACIONES

Ingredientes

- 1 pieza (1 pulgada) de jengibre fresco, pelado y picado en trozos grandes
- 1 diente de ajo picado
- ⅔ taza de mantequilla de maní cremosa sin sal
- 3 cucharadas de salsa de soya baja en sodio
- 3 cucharadas de vinagre de arroz sin sazonar
- 2 cucharadas de azúcar morena envasada
- 2 cucharaditas de aceite de sésamo tostado
- ¼ de cucharadita de pimienta de cayena, o más, si lo desea
- 2 a 3 cucharadas de agua, según sea necesario

Direcciones

a) Coloque el jengibre y el ajo en un procesador de alimentos y pulse para picar.

b) Agregue la mantequilla de maní, la salsa de soya, el vinagre, el azúcar, el aceite y la cayena y procese hasta que quede suave y bien combinado. Pruebe y sazone con cayena adicional, si lo desea.

c) Agregue agua, 1 cucharada a la vez, hasta alcanzar la consistencia deseada.

d) Sirva inmediatamente o guarde la salsa en un recipiente tapado en el refrigerador hasta por 1 semana.

68. Salsa Verde Fresca y Picante

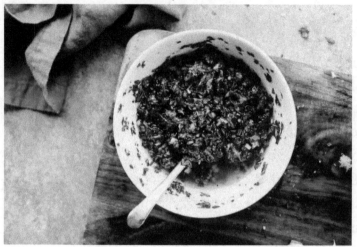

Ingredientes

- 2 latas (12 onzas) de tomatillos, escurridos
- 1 cebolla amarilla pequeña, en cuartos
- $\frac{1}{2}$ taza de cilantro fresco
- 1 o 2 jalapeños
- Zumo de 1 lima
- 1 diente de ajo
- $\frac{1}{4}$ de cucharadita de azúcar
- 1 aguacate mediano, sin hueso, pelado y cortado en cubitos

Direcciones

) Coloque los tomatillos, la cebolla, el cilantro, los jalapeños, el jugo de lima, el ajo y el azúcar en un procesador de alimentos y triture hasta obtener un puré grueso.

) Transfiera la mezcla a un tazón y agregue el aguacate.

) Sirva inmediatamente o cubra y refrigere la salsa hasta por 3 días.

69. Pasta de ajo asado y romero

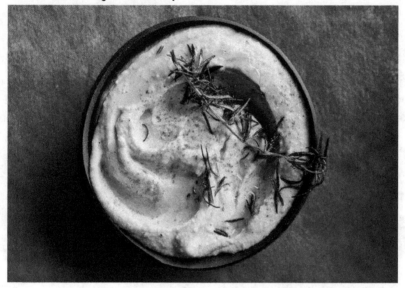

PARA 6

Ingredientes

- 1 cabeza de ajo
- 3 cucharadas de aceite de oliva
- 1 cucharada de romero fresco picado
- $\frac{1}{4}$ de cucharadita de pimienta recién molida
- 3 cucharadas de jugo de limón fresco

Direcciones

a) Precaliente el horno a 400°F.

b) Corta la parte superior de $\frac{1}{2}$ pulgada de la cabeza de ajo para que la parte superior de los dientes quede expuesta. Coloque el ajo en un cuadrado de papel de aluminio y rocíe 1 cucharada de aceite por encima. Envuelve el ajo en el papel aluminio, dejando un poco de espacio adentro para que circule el aire.

c) Ase el ajo en el horno durante 50 a 60 minutos, hasta que los dientes de ajo estén suaves y dorados. Retire el ajo del horno y déjelo enfriar.

d) Una vez que el ajo esté lo suficientemente frío como para manipularlo, exprime los dientes de la cáscara y colócalos en un tazón pequeño.

e) Agregue el romero y la pimienta y triture hasta obtener una pasta con un tenedor. Agregue el jugo de limón y las 2 cucharadas de aceite restantes y mezcle bien.

70. Salsa Romesco

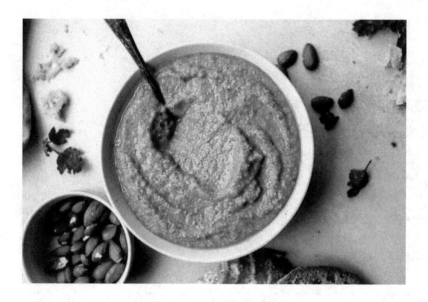

Ingredientes

- 1 frasco (7 onzas) de pimientos rojos asados (empacados en agua), escurridos
- 2 tomates grandes, en cuartos
- $\frac{1}{4}$ taza de almendras sin sal, tostadas
- 2 dientes de ajo
- 2 cucharadas de perejil fresco picado
- 1 cucharada de vinagre de jerez
- 1 cucharadita de pimentón
- $\frac{1}{2}$ cucharadita de pimienta recién molida
- 2 cucharadas de aceite de oliva

Direcciones

a) Combine los pimientos rojos, los tomates, las almendras, el ajo, el perejil, el vinagre, el pimentón y la pimienta en un procesador de alimentos y procese hasta obtener una pasta bastante suave.

b) Con el procesador en funcionamiento, rocíe el aceite y procese hasta que esté bien combinado. Si la mezcla es demasiado espesa, agregue agua, 1 cucharada a la vez, para lograr la consistencia deseada.

SOPAS, CHILES Y GUISADOS

Sopa De Tomate Asado Con Menta

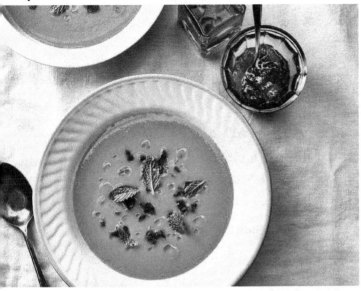

PARA 4 PERSONAS

Ingredientes
- 3 libras de tomates ciruela, cortados por la mitad a lo largo
- 1 cebolla amarilla grande, picada
- 4 dientes de ajo, picados
- 2 cucharadas de aceite de oliva
- 1 cucharadita de pimienta recién molida
- 6 tazas de caldo de pollo o vegetales bajo en sodio
- Jugo de 1 limón
- 1 taza de menta fresca picada

Direcciones

a) Precaliente el horno a 400°F.

b) En una bandeja para hornear grande, mezcle los tomates, la cebolla y el ajo con el aceite y la pimienta. Extienda los tomates en una sola capa, con el lado cortado hacia arriba, y áselos en el horno hasta que estén muy suaves aproximadamente 45 minutos.

c) Transfiera las verduras a un procesador de alimentos o licuadora y haga puré hasta que quede suave.

d) Vierta el puré en una olla grande, agregue el caldo y hierva a fuego medio-alto. Agregue el jugo de limón y cocine a fuego lento hasta que se caliente por completo.

e) Agregue la menta y sirva inmediatamente. Esta sopa se mantendrá tapada en el refrigerador hasta por 1 semana o en el congelador hasta por 3 meses.

72. Sopa Verde con Queso de Cabra

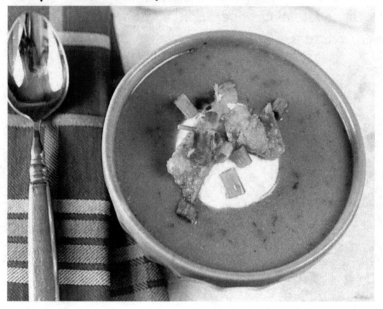

PARA 4 PERSONAS

Ingredientes
- 1 cucharada de aceite de oliva virgen extra
- 2 puerros, partes verdes y verde claro
- 2 cucharadas de jerez
- 4 tazas de caldo de verduras bajo en sodio
- 2 tazas de agua
- 1 patata, pelada y cortada en cubitos
- 1 libra de hojas de espinaca
- 2 tazas de berros
- 2 tazas de acedera
- $\frac{1}{4}$ de cucharadita de pimienta de cayena
- $\frac{1}{2}$ taza de queso de cabra desmoronado
- 2 cucharadas de mantequilla sin sal
- Pimienta recién molida

Direcciones

a) Caliente el aceite en una olla grande a fuego medio-alto. Agregue los puerros y cocine, revolviendo frecuentemente, hasta que estén suaves, aproximadamente 5 minutos.

b) Agregue el jerez y cocine, revolviendo, hasta que el líquido se haya evaporado.

c) Agregue el caldo, el agua y la papa cortada en cubitos y deje hervir. Reduzca el fuego a bajo y cocine a fuego lento, sin tapar, durante unos 15 minutos, hasta que las papas estén tiernas.

d) Agregue las espinacas, los berros, la acedera y la pimienta de cayena. Cocine, tapado, durante unos 5 minutos, hasta que las espinacas estén tiernas.

e) Retire la olla del fuego, agregue el queso de cabra y la mantequilla, y revuelva hasta que estén bien incorporados.

f) Usando una licuadora de inmersión o en lotes en una licuadora, haga puré la sopa hasta que quede suave. Vuelva a calentar si es necesario.

Sopa De Camote Al Curry

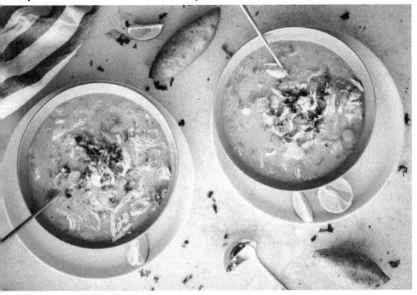

PARA 4 PERSONAS

Ingredientes
- 1 cucharada de aceite de oliva
- 1 cebolla mediana, picada
- 3 tazas de agua
- $1\frac{1}{2}$ tazas de caldo de pollo o vegetales bajo en sodio
- 2 batatas grandes, peladas y cortadas en cubitos
- 2 zanahorias grandes, en rodajas
- 1 cucharada de jengibre fresco pelado picado
- 1 cucharada de curry en polvo
- Pimienta recién molida

Direcciones

a) Caliente el aceite en una olla grande a fuego medio-alto Agregue la cebolla y cocine, revolviendo con frecuencia, hasta que esté suave, aproximadamente 5 minutos.

b) Agregue el agua, el caldo, las batatas, las zanahorias, e jengibre y el curry en polvo. Deje hervir, reduzca el fuego a medio-bajo y cocine a fuego lento, sin tapar, hasta que las verduras estén tiernas, aproximadamente 20 minutos.

c) Usando una licuadora de inmersión o en lotes en una licuadora haga puré la mezcla. Si la sopa es demasiado espesa, agregue un poco más de caldo.

d) Vuelva a calentar la sopa, si es necesario. Sazone con la pimienta y sirva inmediatamente. La sopa se mantendrá en el refrigerador hasta por 1 semana o en el congelador hasta por 3 meses.

4. Sopa De Lentejas Rojas Ahumadas

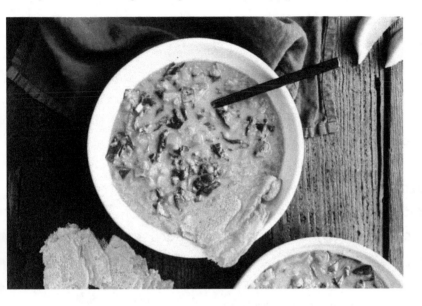

PARA 4 PERSONAS

Ingredientes
- 1 cucharada de aceite de oliva
- 1 cebolla mediana, picada
- 2 dientes de ajo, picados
- 2 cucharaditas de comino molido
- 2 cucharaditas de pimentón ahumado
- 1 cucharadita de pimentón dulce
- 1 cucharadita de cúrcuma molida
- $\frac{1}{4}$ de cucharadita de canela molida
- 2 zanahorias medianas, en rodajas
- 7 tazas de caldo de verduras bajo en sodio
- $1\frac{1}{2}$ tazas de lentejas rojas secas
- 1 lata (14 onzas) de tomates cortados en cubitos sin sal agregada, con jugo
- Jugo de 1 limón
- Rodajas de limón, para decorar
- $\frac{1}{4}$ taza de perejil fresco picado, para decorar

Direcciones

a) 1. Caliente el aceite en una olla grande a fuego medio-alto. Agregue las cebollas y el ajo y saltee, revolviendo con frecuencia, hasta que las cebollas se hayan ablandado, aproximadamente 5 minutos.

b) 2. Agregue el comino, el pimentón dulce y ahumado, la cúrcuma y la canela y cocine, revolviendo, durante 1 minuto.

c) 3. Agregue las zanahorias, el caldo y las lentejas. Lleve el líquido a ebullición, reduzca el fuego a medio-bajo y cocine a fuego lento, sin tapar, hasta que las lentejas estén blandas, de 30 a 35 minutos.

d) 4. Agregue los tomates junto con su jugo y cocine por 10 minutos más.

e) 5. Justo antes de servir, agregue el jugo de limón.

75. Sopa cremosa de brócoli y queso

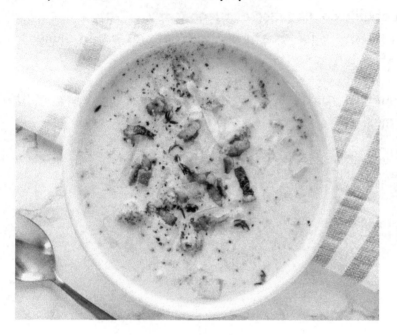

Ingredientes

- 1 cucharada de aceite de oliva
- 1 cabeza de brócoli, tallos pelados y picados, floretes separados
- 1 cebolla mediana, picada
- 8 onzas de papas nuevas, cortadas en cubitos
- $\frac{1}{4}$ taza de harina para todo uso
- $3\frac{1}{2}$ tazas de caldo de pollo o vegetales bajo en sodio
- $\frac{1}{4}$ de cucharadita de nuez moscada recién rallada
- 1 taza de queso cheddar bajo en grasa rallado
- 1 lata (12 onzas) de leche evaporada sin grasa
- 1 cucharadita de salsa Worcestershire
- $\frac{1}{2}$ cucharadita de pimienta recién molida
- 2 cebollas verdes, en rodajas finas

Direcciones

a) Caliente el aceite en una olla grande a fuego medio. Agregue los tallos de brócoli, la cebolla y las papas. Cocine revolviendo con frecuencia, hasta que las verduras comiencen a ablandarse, unos 10 minutos.

b) Espolvoree la harina en la olla y cocine, revolviendo constantemente, hasta que comience a desprender un ligero aroma a nuez, aproximadamente 2 minutos.

c) Agregue el caldo y llévelo a ebullición. Reduzca el fuego a medio-bajo y cocine, revolviendo ocasionalmente, durante unos 15 minutos, hasta que las verduras estén blandas. Agregue los floretes de brócoli y cocine unos 5 minutos más hasta que los floretes estén tiernos.

d) Espolvorea la nuez moscada y revuelve para combinar.

e) Retire la olla del fuego y agregue el queso, la leche, la salsa Worcestershire y la pimienta.

f) Haga puré la sopa con una licuadora de inmersión o en lotes en una licuadora tradicional o procesador de alimentos.

g) Sirva inmediatamente, adornado con las cebollas verdes.

6. Sopa De Fideos Con Pollo Y Limón

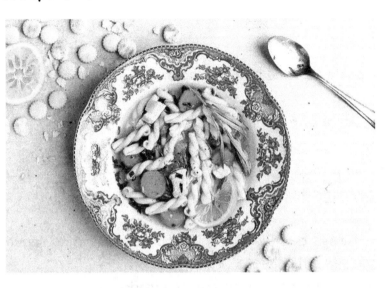

PARA 4 PERSONAS

Ingredientes

- 6 tazas de caldo de pollo bajo en sodio
- 2 tazas de agua
- 1⅓tazas de zanahoria picada
- 1¼ tazas de cebolla picada
- 1 taza de apio picado
- 1 libra de pechuga de pollo cocida, desmenuzada o cortada en cubitos
- 8 onzas de fideos de huevo deshidratados, cocinados según las instrucciones del paquete
- ¼ taza de perejil de hoja plana fresco picado
- Ralladura y jugo de 1 limón

Direcciones

a) En una olla grande a fuego medio-alto, combine el caldo, el agua, la zanahoria, la cebolla y el apio y hierva. Reduzca el fuego a medio-bajo y cocine a fuego lento, tapado, hasta que las verduras estén tiernas, aproximadamente 20 minutos.

b) Agregue el pollo y los fideos y cocine a fuego lento hasta que se caliente, aproximadamente 3 minutos.

c) Agregue el perejil, la ralladura de limón y el jugo de limón. Servir inmediatamente.

7. Sopa De Frijoles Blancos Y Verduras

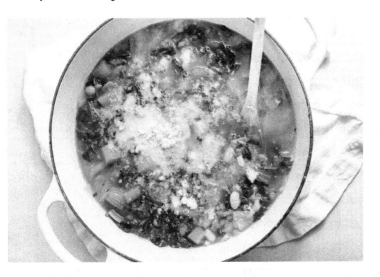

PARA 6

Ingredientes

- 2 cucharadas de aceite de oliva
- 1 cebolla mediana, picada
- 2 dientes de ajo, picados
- 2 tallos de apio, en rodajas
- 2 zanahorias medianas, en rodajas
- 6 onzas de chorizo estilo español o salchicha andouille, cortada en cubitos
- 1 manojo de col rizada, picada
- 4 tazas de caldo de pollo bajo en sodio
- 1 lata (14 onzas) de tomates cortados en cubitos sin sal agregada, con jugo
- 1 lata (15 onzas) de frijoles blancos, como cannellini o great northern, escurridos y enjuagados
- $\frac{1}{2}$ cucharadita de pimienta recién molida

Direcciones

a) Caliente el aceite en una olla grande a fuego medio-alto. Agregue la cebolla y el ajo y cocine, revolviendo con frecuencia, hasta que las cebollas estén blandas, unos 5 minutos.

b) Agregue el apio, las zanahorias y la salchicha y cocine, revolviendo ocasionalmente, durante 3 minutos más. Agregue la col rizada.

) Agregue el caldo, los tomates con su jugo, los frijoles y la pimienta y lleve a ebullición. Reduzca el fuego a medio-bajo y cocine a fuego lento, tapado, durante 15 a 20 minutos, hasta que las verduras estén blandas. Servir inmediatamente.

. **Sopa picante de tortilla con pollo y chipotle**

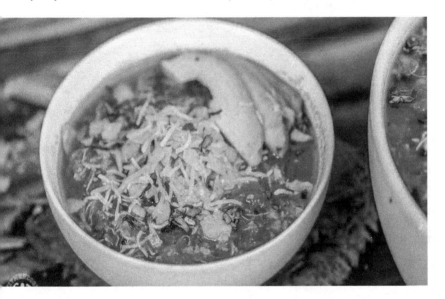

PARA 4 PERSONAS

Ingredientes

- 2 rebanadas de tocino de pavo
- 1 cucharada de aceite de oliva
- 1 cebolla amarilla pequeña, cortada en cubitos
- 2 dientes de ajo, picados
- $\frac{3}{4}$ de libra de pechuga de pollo, cortada en cubitos
- 1 cucharadita de chile chipotle en polvo
- 1 cucharadita de comino molido
- 3 tazas de caldo de pollo bajo en sodio
- 1 taza de agua
- 1 lata (14 onzas) de tomates triturados sin sal agregada, con jugo
- Zumo de 1 lima
- 1 taza de chips de tortilla horneados bajos en sodio triturados
- $\frac{1}{4}$ taza de cilantro fresco picado, para decorar

Direcciones

a) En una olla grande a fuego medio-alto, cocine el tocino de pavo hasta que esté crujiente. Escurra el tocino en toallas de papel, desmenuce y reserve.

b) En la misma olla, caliente el aceite a fuego medio-alto. Agregue la cebolla y el ajo y cocine, revolviendo, hasta que la cebolla esté suave, aproximadamente 5 minutos.

c) Agregue el pollo y cocine, revolviendo, durante aproximadamente 2 minutos, hasta que el pollo esté opaco.

d) Agregue el chile en polvo y el comino y cocine por unos 30 segundos más.

e) Agregue el caldo, el agua, los tomates con su jugo y el tocino de pavo cocido y lleve a ebullición. Reduzca el fuego a medio, cubra y cocine por unos 5 minutos. Agregue el jugo de lima.

f) Para servir, divida los chips de tortilla triturados en 4 tazones de sopa, vierta la sopa por encima y adorne con cilantro.

79. Sopa de fideos con carne vietnamita

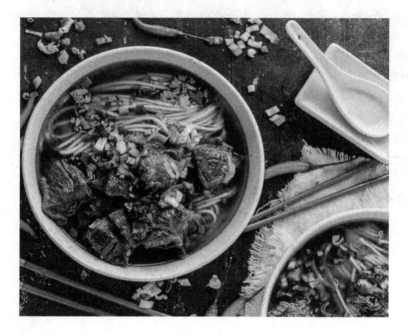

PARA 4 PERSONAS

Ingredientes
Para la sopa:
- 6 tazas de caldo de res bajo en sodio
- 2 tazas de agua
- 1 cebolla grande, en rodajas finas
- 5 rebanadas (de $\frac{1}{2}$ pulgada de grosor) de jengibre fresco pelado
- 1 cucharada de salsa de pescado
- 3 dientes de ajo grandes, partidos por la mitad
- vainas de anís de 2 estrellas
- 1 cucharadita de clavo entero
- Bistec de flanco de 1 libra, recortado, en rodajas muy finas transversalmente
- 8 onzas de fideos de hilo de frijol, cocinados según las instrucciones del paquete

Para las guarniciones:
- $1\frac{1}{2}$ tazas de brotes de soja
- 1 taza de menta fresca
- 1 taza de albahaca fresca
- 1 taza de cilantro fresco
- 2 limas, cortadas en gajos
- 3 jalapeños rojos o verdes, en rodajas finas
- 3 cebollas verdes, en rodajas finas

Direcciones

a) En una olla grande a fuego medio-alto, combine el caldo, el agua, la cebolla, el jengibre, la salsa de pescado, el ajo, el anís estrellado y los clavos y deje hervir. Reduzca el fuego a medio-bajo, cubra y cocine a fuego lento durante unos 20 minutos.

b) Cuele el caldo a través de un colador de malla fina en un tazón grande. Deseche los sólidos.

c) Regrese el caldo a la olla y vuelva a hervir. Retire del fuego e inmediatamente agregue las rebanadas de bistec.

. Sopa de Tomate Cherry y Maíz

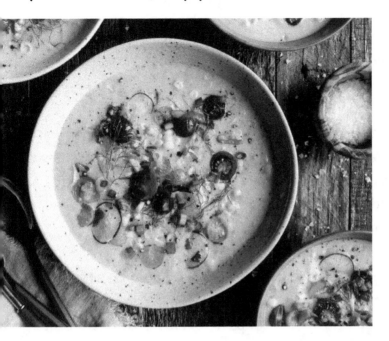

PARA 4 PERSONAS

Ingredientes

- 1 cucharada de aceite de oliva
- 1 cebolla mediana, picada
- 2 tallos de apio, cortado en cubitos
- 2 dientes de ajo, picados
- 1 pinta de tomates cherry pequeños, cortados a la mitad
- $2\frac{1}{2}$ tazas de granos de maíz congelados, descongelados
- 2 tazas de leche baja en grasa
- 1 cucharadita de tomillo fresco picado
- $\frac{1}{4}$ de cucharadita de pimienta recién molida
- 1 taza de caldo de verduras o de pollo bajo en sodio
- 3 cebollas verdes, en rodajas finas, para decorar
- 2 rebanadas de tocino de pavo, cocido y desmenuzado, para decorar

Direcciones

a) Caliente el aceite en una olla grande a fuego medio-alto. Agregue la cebolla, el apio y el ajo y cocine, revolviendo, hasta que la cebolla esté suave, aproximadamente 5 minutos.

b) Agregue los tomates y cocine por otros 2 a 3 minutos, hasta que los tomates comiencen a descomponerse.

c) Coloque $1\frac{1}{2}$ tazas de maíz, 1 taza de leche, el tomillo y la pimienta en una licuadora o procesador de alimentos y procese hasta que quede suave.

d) Transfiera la mezcla hecha puré a la olla y deje hervir a fuego lento.

e) Agregue la 1 taza restante de maíz y 1 taza de leche a la olla junto con el caldo. Revuelva bien y cocine a fuego medio durante unos 5 minutos hasta que se caliente por completo.

f) Sirva caliente, adornado con las cebollas verdes y el tocino.

81. Chile de quinoa vegetariano

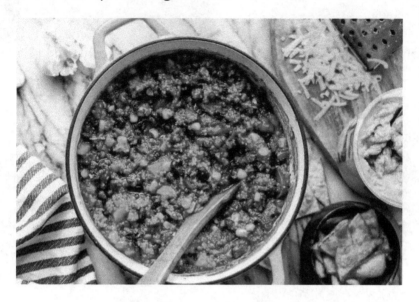

PARA 6

Ingredientes

- $\frac{1}{2}$ taza de quinua, enjuagada
- 1 cucharada de aceite de oliva
- 1 cebolla pequeña, picada
- 2 dientes de ajo, picados
- 2 jalapeños, sin semillas y cortados en cubitos
- 1 zanahoria grande, cortada en cubitos
- 2 tallos de apio, cortado en cubitos
- 1 pimiento amarillo o naranja, sin semillas y cortado en cubitos
- 2 cucharadas de chile en polvo
- 1 cucharada de comino molido
- 2 latas (15 onzas) de frijoles pintos, escurridos y enjuagados
- 1 lata (28 onzas) de tomates cortados en cubitos sin sal añadida, escurridos
- 1 lata (15 onzas) de salsa de tomate baja en sodio

Direcciones

a) Cocine la quinua de acuerdo con las instrucciones del paquete.

b) Caliente el aceite en una olla grande a fuego medio-alto. Agregue la cebolla y el ajo y cocine, revolviendo con frecuencia, hasta que la cebolla esté suave, aproximadamente 5 minutos.

c) Agregue los jalapeños, la zanahoria, el apio y el pimiento y cocine, revolviendo ocasionalmente, durante unos 10 minutos, hasta que las verduras estén tiernas.

d) Agregue el chile en polvo y el comino y cocine unos 30 segundos más.

e) Agregue los frijoles, los tomates, la salsa de tomate y la quinua cocida. Reduzca el fuego a medio-bajo, cubra y cocine a fuego lento durante unos 30 minutos.

f) Sirva caliente, adornado con aguacates cortados en cubitos, cebolla roja picada, salsa, crema agria o chips de tortilla horneados, si lo desea.

Bullabesa

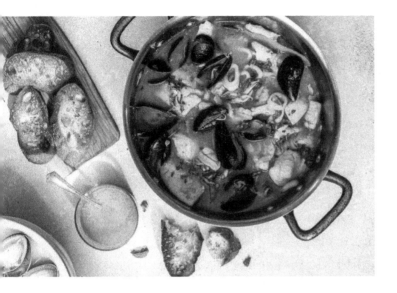

PARA 4 PERSONAS

Ingredientes
Para el guiso:
- 1 cucharada de aceite de oliva virgen extra
- 2 dientes de ajo, picados
- 1 chalota mediana, cortada en cubitos
- $\frac{3}{4}$ taza de caldo de pescado o pollo bajo en sodio
- $\frac{3}{4}$ taza de vino blanco seco
- 1 lata (14 onzas) de tomates cortados en cubitos sin sal añadida, escurridos
- 2 cucharaditas de tomillo fresco o $\frac{3}{4}$ de cucharadita de tomillo seco
- 2 cucharaditas de ralladura de naranja
- 1 cucharadita de pimentón ahumado
- $\frac{1}{2}$ cucharadita de hojuelas de pimiento rojo
- $\frac{1}{2}$ cucharadita de hebras de azafrán, trituradas
- 12 onzas de filetes de halibut sin piel, cortados en trozos de 1 pulgada
- $\frac{1}{4}$ taza de perejil de hoja plana fresco picado, para decorar

Direcciones

a) Caliente el aceite en una sartén grande o en un horno holandés a fuego medio-alto. Agregue el ajo y la chalota y cocine, revolviendo, hasta que la chalota esté blanda, unos 5 minutos.

b) Agregue el caldo y el vino y cocine a fuego lento durante 2 minutos más.

c) Agregue los tomates, el tomillo, la ralladura de naranja, el pimentón ahumado, las hojuelas de pimiento rojo y el azafrán y cocine a fuego lento durante 2 minutos más.

d) Agregue el pescado, cubra y continúe cocinando a fuego lento hasta que el pescado esté bien cocido, aproximadamente 6 minutos.

3. Chile de Pollo Blanco

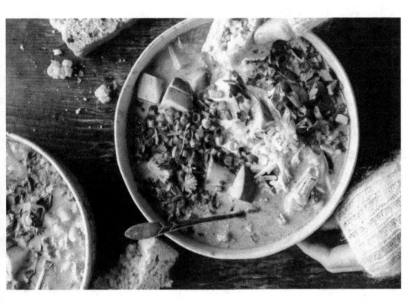

PARA 4 PERSONAS

Ingredientes

- 1 cucharada de aceite de canola
- 1 cebolla, picada
- 3 dientes de ajo, picados
- 1 a 3 jalapeños, sin semillas y cortados en cubitos
- 2 latas (4 onzas) de chiles verdes picados suaves
- 2 cucharaditas de comino molido
- $1\frac{1}{2}$ cucharaditas de cilantro molido
- 1 cucharadita de chile en polvo
- 1 cucharadita de orégano seco
- $\frac{1}{4}$ a $\frac{1}{2}$ cucharadita de pimienta de cayena
- 2 latas (14 onzas) de caldo de pollo bajo en sodio
- 3 tazas de pechuga de pollo cocida picada
- 3 latas (15 onzas) de frijoles blancos
- $\frac{1}{4}$ taza de cilantro fresco picado, para decorar

Direcciones

a) Caliente el aceite en una olla grande a fuego medio. Agregue la cebolla y el ajo y cocine, revolviendo con frecuencia, hasta que la cebolla esté suave, aproximadamente 5 minutos.

b) Agregue los jalapeños, los chiles verdes, el comino, el cilantro, el chile en polvo, el orégano y la cayena. Cocine, revolviendo con frecuencia, de 2 a 3 minutos, hasta que los chiles comiencen a ablandarse.

c) Agregue el caldo, el pollo y los frijoles y hierva a fuego medio-alto. Reduzca el fuego a medio-bajo y cocine a fuego lento, sin tapar, revolviendo ocasionalmente, durante unos 15 minutos.

d) Servir caliente, adornado con el cilantro.

84. Gumbo De Pollo Y Camarones

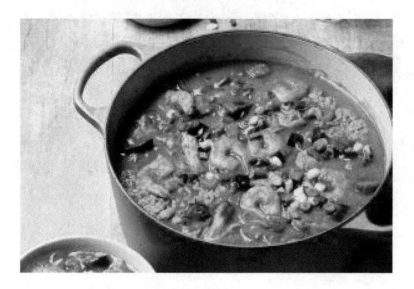

PARA 4 PERSONAS

Ingredientes

- 2 cucharadas de aceite de canola
- $\frac{1}{4}$ taza de harina para todo uso
- 1 cebolla mediana, picada
- 1 pimiento verde, sin semillas y cortado en cubitos
- 2 tallos de apio, cortado en cubitos
- 3 dientes de ajo, picados
- 1 cucharada de tomillo fresco picado
- $\frac{1}{4}$ a $\frac{1}{2}$ cucharadita de pimienta de cayena
- $\frac{1}{2}$ taza de vino blanco seco
- 1 lata (14 onzas) de tomates cortados en cubitos sin sal agregada
- 2 tazas de agua
- 1 paquete (10 onzas) de okra en rodajas congeladas
- 4 onzas de salchicha andouille ahumada, cortada en cubitos
- 1 libra de camarones medianos, pelados y desvenados
- $1\frac{1}{2}$ libras de pechuga de pollo cocida, cortada en cubitos

Direcciones

1) Caliente el aceite en una olla grande o en un horno holandés a fuego medio-alto. Agregue la harina y cocine, batiendo constantemente.

2) Agregue la cebolla, el pimiento, el apio y el ajo y cocine, revolviendo ocasionalmente, hasta que las cebollas estén blandas, aproximadamente 5 minutos.

c) Agregue el tomillo y la cayena y cocine por 1 minuto más. Agregue el vino y deje hervir, revolviendo ocasionalmente.

d) Agregue los tomates con su jugo, agua y okra y cocine a fuego lento, sin tapar, durante unos 15 minutos. Agregue la salchicha y los camarones, y cocine a fuego lento durante unos 5 minutos más.

e) Agregue el pollo cocido y continúe cocinando a fuego lento revolviendo ocasionalmente, hasta que el pollo esté completamente caliente y los camarones estén opacos.

5.Estofado de Pollo a la Italiana con Alcachofas

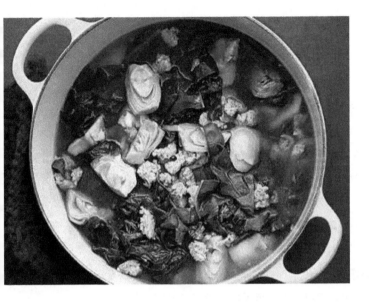

PARA 6

Ingredientes

- $1\frac{1}{2}$ libras de pechuga de pollo deshuesada y sin piel
- $1\frac{1}{2}$ cucharaditas de pimienta recién molida
- 2 cucharadas de harina para todo uso
- 2 cucharadas de aceite de oliva
- 2 dientes de ajo grandes, picados
- 2 cucharaditas de alcaparras, escurridas y picadas
- Ralladura de 1 limón
- $\frac{1}{2}$ taza de vino blanco seco
- $1\frac{3}{4}$ tazas de caldo de pollo bajo en sodio
- 1 libra de papas Yukon Gold
- 1 paquete de corazones de alcachofa congelados
- Jugo de 1 limón
- 1 taza de perejil fresco de hoja plana finamente picado
- $\frac{3}{4}$ taza de aceitunas verdes medianas sin hueso, en cuartos

Direcciones

a) En un tazón grande, sazone el pollo con la pimienta y mezcle con la harina para cubrir.

b) Caliente el aceite en un horno holandés o en una olla grande a fuego medio-alto. Agregue el pollo y cocine. Reduzca el fuego a medio. Agregue el ajo, las alcaparras y la ralladura de limón y cocine, revolviendo, durante unos 30 segundos.

c) Agregue el vino y cocine, revolviendo y raspando los trozos dorados del fondo de la sartén, durante unos 2 minutos, hasta que el líquido se reduzca a la mitad.

d) Regrese el pollo cocido a la olla junto con el caldo y las papas. Reduzca el fuego a medio-bajo, cubra y cocine a fuego lento durante 10 minutos.

e) Agregue las alcachofas y continúe cocinando, tapado, hasta que las papas estén tiernas, unos 10 minutos más. Adornar

86. Estofado de cerdo y manzana

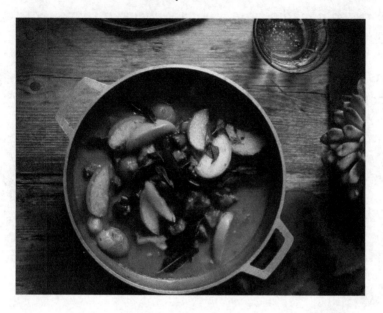

ngredientes

- 2 cucharadas de aceite de canola
- 1 cebolla mediana, picada
- 2 rebanadas de tocino de pavo
- 1½ libras de lomo de cerdo deshuesado, cortado en tiras finas
- 2 manzanas verdes grandes, como Granny Smith, sin pelar y cortadas en trozos de ¾ de pulgada
- ¾ de libra de papas nuevas pequeñas
- 1 paquete (16 onzas) de repollo verde rallado
- 2 tazas de caldo de pollo bajo en sodio
- 1 taza de jugo de manzana
- 2 cucharadas de mostaza Dijon
- ½ cucharadita de pimienta recién molida
- 1 cucharada de vinagre de vino blanco
- 1 cucharada de hojas frescas de tomillo, para decorar

Direcciones

1) Caliente el aceite en un horno holandés o en una olla grande a fuego medio-alto. Agregue las cebollas y el tocino y cocine, revolviendo, hasta que las cebollas comiencen a ablandarse y el tocino comience a dorarse, aproximadamente 5 minutos.

2) Agregue la carne de cerdo y cocine, revolviendo ocasionalmente, hasta que la carne esté dorada por todos lados, aproximadamente 5 minutos. Pasar la mezcla a un bol.

c) Agregue las manzanas, las papas, el repollo, el caldo, el jugo de manzana, la mostaza y la pimienta a la olla y hierva. Reduzca el fuego a medio-bajo y agregue el cerdo, las cebollas, el tocino y el vinagre. Cocine a fuego lento, sin tapar, durante unos 15 minutos.

d) Servir caliente, adornado con el tomillo.

7. Guiso de Cerdo a la Mexicana con Tomatillos

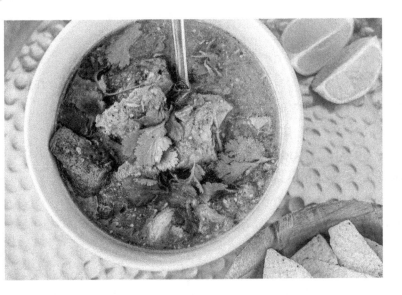

PARA 6

Ingredientes

- 1 cucharada de aceite de canola
- 1½ libras de lomo de cerdo, cortado en cubos de 1 pulgada
- ½ cucharadita de pimienta recién molida
- 2 cebollas medianas, picadas
- 4 dientes de ajo, picados
- 2 jalapeños, sin semillas y cortados en cubitos
- 2 cucharaditas de comino molido
- 2 cucharaditas de chile en polvo
- 1 cucharadita de orégano seco
- 1 lata de tomatillos, escurridos y cortados en cubitos
- 1 lata de tomates cortados en cubitos sin sal, escurridos
- 1½ tazas de cerveza mexicana oscura
- 1½ tazas de jugo de naranja fresco
- 1 lata de frijoles negros, escurridos y enjuagados
- ½ taza de hojas de cilantro fresco picadas
- Zumo de 1 lima

Direcciones

a) Caliente el aceite en un horno holandés o en una olla grande a fuego medio-alto. Espolvorea el cerdo con la pimienta y agrégalo a la olla.

b) Agregue las cebollas y el ajo a la olla y cocine, revolviendo con frecuencia, hasta que la cebolla se haya ablandado, aproximadamente 5 minutos.

c) Agregue los jalapeños, el comino, el chile en polvo y el orégano y cocine, revolviendo, durante 1 minuto más.

d) Agregue los tomatillos, los tomates, la cerveza y el jugo de naranja y deje hervir. Reduzca el fuego a bajo y cocine a fuego lento, sin tapar, durante unos 10 minutos.

e) Regrese el cerdo a la olla y cocine a fuego lento, tapado, durante aproximadamente 2 horas, hasta que el cerdo esté muy tierno. Agregar los frijoles y el cilantro

f) Justo antes de servir, agregue el jugo de lima. Sirva caliente, adornado con cilantro adicional.

88. Estofado de ternera y cerveza negra

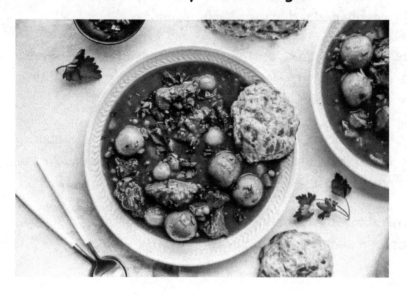

ngredientes

- 1½ libras de carne de res magra para estofado, recortada y cortada en trozos de 1 pulgada
- 3 cucharadas de aceite de oliva
- ½ cucharadita de pimienta recién molida
- 2 cucharadas de harina para todo uso
- 2 cebollas grandes, picadas
- 2 dientes de ajo, picados
- 2 cucharadas de pasta de tomate
- 1 taza de cerveza fuerte
- 1 taza de caldo de res bajo en sodio
- 2 zanahorias grandes, en rodajas
- 2 cucharaditas de tomillo fresco picado
- ¼ taza de perejil de hoja plana fresco picado, para decorar

Direcciones

a) Precaliente el horno a 325°F.

b) En un tazón grande, combine la carne y 1 cucharada de aceite. Espolvorea con la pimienta y luego agrega la harina y revuelve hasta que la carne esté bien cubierta.

c) Caliente las 2 cucharadas restantes de aceite en un horno holandés grande. Agregue la carne y cocine, volteando con frecuencia, hasta que se dore por todos lados.

d) Agregue las cebollas, el ajo y la pasta de tomate y cocine revolviendo con frecuencia, de 2 a 3 minutos.

e) Agregue $\frac{1}{2}$ taza de cerveza negra a la olla para desglasar; revuelva y raspe los trozos dorados del fondo de la sartén mientras hierve. Agregue la $\frac{1}{2}$ taza restante de cerveza negra junto con el caldo, las zanahorias y el tomillo.

f) Tape y hornee en el horno durante 2 a 3 horas, hasta que la carne esté muy tierna.

g) Sirva caliente, adornado con perejil o sobre puré de papas, si lo desea.

9. Hot Pot de carne y verduras al estilo chino

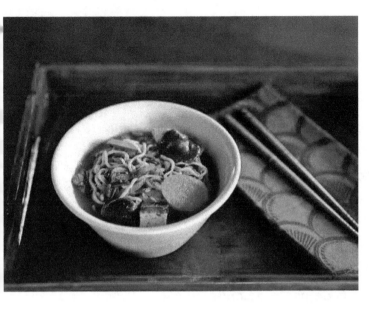

PARA 6

Ingredientes

- 1 cucharada de aceite de canola
- 1½ libras de carne de res magra para estofado
- 2 chalotes medianos, cortados en cubitos
- 2 cucharadas de jengibre fresco pelado picado
- 4 dientes de ajo, picados
- 1 taza de caldo de res bajo en sodio
- 2¾ tazas de agua
- 3 cucharadas de jerez seco
- 2 cucharadas de salsa de soya baja en sodio
- 1 cucharada de azúcar moreno
- 2 cucharaditas de pasta de chile
- 2 palitos de canela
- Vaina de anís de 1 estrella
- 2 zanahorias grandes, en rodajas
- 1 nabo grande, cortado en cubitos
- 1 patata grande, pelada y cortada en cubitos
- 8 tazas de espinacas
- 3 cebollas verdes, en rodajas finas, para decorar

Direcciones

a) Caliente el aceite en un horno holandés o en una olla grande a fuego medio-alto. Agregue la carne y cocine, volteando con frecuencia, hasta que se dore por todos lados.

b) Agregue los chalotes, el jengibre y el ajo a la olla y cocine, revolviendo, hasta que los chalotes comiencen a ablandarse, aproximadamente 3 minutos. agregar el caldo

c) Agregue la carne cocida nuevamente a la sartén junto con el agua, el vino, la salsa de soya, el azúcar, la pasta de chile, los palitos de canela y el anís estrellado.

d) Agregue las zanahorias, el nabo y la papa y continúe cocinando a fuego lento.

e) Agregue la espinaca y cocine, tapado, hasta que la espinaca se ablande, aproximadamente 3 minutos.

90. Tagine de cordero con especias marroquíes

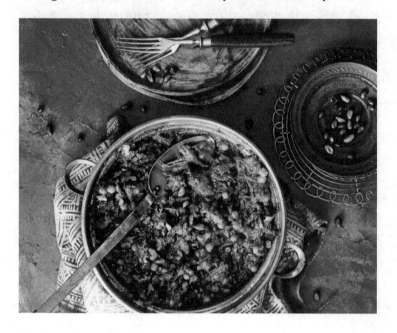

Ingredientes

- 2 cucharadas de aceite de oliva
- $1\frac{1}{2}$ libras de filetes de cordero
- $\frac{1}{2}$ cucharadita de pimienta recién molida
- 4 zanahorias, peladas y cortadas en palitos de 3 pulgadas
- 1 cebolla mediana, en rodajas finas
- 3 dientes de ajo, picados
- 1 cucharada de jengibre fresco pelado picado
- 1 cucharada de harina para todo uso
- $\frac{1}{2}$ taza de vino blanco seco
- Especias
- $\frac{1}{4}$ de cucharadita de clavo molido
- pizca de azafran
- 1 lata (14 onzas) de caldo de pollo bajo en sodio
- 1 lata (14 onzas) de tomates cortados en cubitos sin sal agregada
- 1 taza de judías verdes, cortadas en trozos de 2 pulgadas
- Jugo de 1 limón
- $\frac{1}{4}$ taza de perejil de hoja plana fresco picado

Direcciones

1) Cocine el cordero, volteándolo con frecuencia, hasta que se dore.

2) Agregue la cucharada restante de aceite a la olla junto con las zanahorias, la cebolla, el ajo y el jengibre. Cocine, revolviendo con frecuencia, hasta que la cebolla comience a ablandarse, aproximadamente 5 minutos. Agregue la harina.

c) Agregue el vino y cocine, raspando cualquier trozo marrón de fondo de la sartén, durante unos 3 minutos.

d) Agrega las especias; paprika, canela, cilantro, comino cúrcuma, cayena, clavo y azafrán y cocine, revolviendo, 1 minuto más.

e) Agregue el cordero cocido junto con el caldo, los tomates y las judías verdes. Cocine a fuego lento hasta que las verduras estén tiernas, de 8 a 10 minutos.

GUARNICIONES

91. Guisantes al Limón con Rábanos

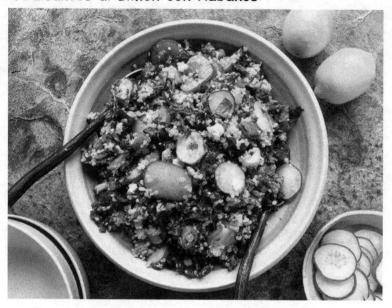

PARA 4 PERSONAS

Ingredientes
- 1 libra de guisantes dulces, recortados
- 1 cucharadita de ralladura de limón
- 2 cucharadas de jugo de limón fresco
- 1 cucharada de aceite de oliva
- 1 cucharadita de mostaza Dijon
- $\frac{3}{4}$ cucharadita de azúcar
- $\frac{1}{2}$ cucharadita de pimienta recién molida
- 1 chalota, picada
- 4 rábanos, en rodajas finas

Direcciones

a) Llene un recipiente grande con agua helada.

b) Traiga una olla grande con agua a hervir. Agregue los guisantes y blanquee hasta que estén tiernos, unos 30 segundos. Transfiera los guisantes del agua hirviendo al agua helada con una espumadera para evitar que se cocinen.

c) En un tazón mediano, mezcle la ralladura de limón, el jugo de limón, el aceite, la mostaza, el azúcar, la pimienta y la chalota hasta que estén bien combinados.

d) Escurra los guisantes y agréguelos al tazón con el aderezo junto con los rábanos. Mezcle para cubrir bien. Servir inmediatamente.

92. Col rizada con ajo y pimientos rojos

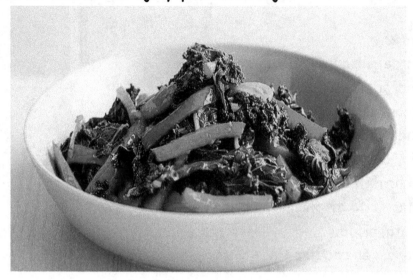

PARA 4 PERSONAS

Ingredientes

  2 cucharaditas de aceite de oliva
  2 pimientos rojos, sin semillas y en rodajas
  1 jalapeño, sin semillas y cortado en cubitos
  1 diente de ajo picado
  $\frac{1}{4}$ de cucharadita de pimienta recién molida
- 1 libra de col rizada, sin tallos y con las hojas cortadas en tiras anchas
- $\frac{1}{2}$ taza de caldo de verduras bajo en sodio
  1 cucharada de jugo de limón fresco

Direcciones

a) Caliente el aceite en una sartén grande y pesada a fuego medio-alto. Agregue los pimientos, el jalapeño, el ajo y la pimienta. Cocine, revolviendo con frecuencia, hasta que los pimientos se hayan ablandado, unos 3 minutos.

b) Agregue la col rizada y el caldo. Reduzca el fuego a medio-bajo, cubra y cocine hasta que la col rizada esté tierna, aproximadamente 10 minutos.

c) Retire la tapa, aumente el fuego a medio y cocine hasta que el líquido se evapore en su mayor parte, de 2 a 3 minutos.

d) Justo antes de servir, agregue el jugo de limón. Servir inmediatamente.

93. Brócoli con sésamo y jengibre

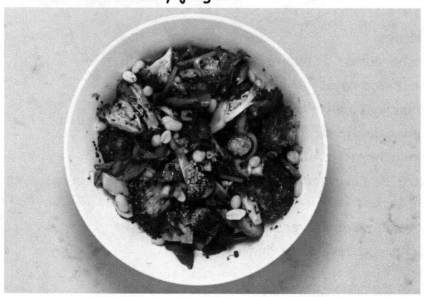

PARA 4 PERSONAS

Ingredientes
- $\frac{1}{2}$ taza de caldo de verduras bajo en sodio
- 1 cucharada de salsa de soya baja en sodio
- 1 cucharada de aceite de sésamo
- 1 cucharada de aceite de canola
- 2 dientes de ajo, picados
- 1 cucharada de jengibre fresco pelado picado
- Floretes de brócoli de 1 libra, cortados en trozos pequeños
- 1 cucharada de semillas de sésamo tostadas

Direcciones

a) En un tazón pequeño, mezcle el caldo, la salsa de soya y el aceite de sésamo.

b) Caliente el aceite de canola en una sartén a fuego medio-alto. Agregue el ajo y el jengibre y saltee durante 1 minuto. Agregue el brócoli y revuelva para combinar.

c) Agregue la mezcla de salsa y deje hervir. Reduzca el fuego a bajo, cubra y cocine hasta que el brócoli esté tierno pero crujiente, aproximadamente 3 minutos. Usando una cuchara ranurada, transfiera el brócoli a un tazón para servir.

d) Continúe cocinando a fuego lento la salsa hasta que se reduzca a solo un par de cucharadas. Agregue el brócoli nuevamente a la sartén y mezcle con la salsa para cubrir.

e) Regrese el brócoli al tazón para servir, espolvoree con las semillas de sésamo y sirva de inmediato.

4. Judías verdes con gorgonzola

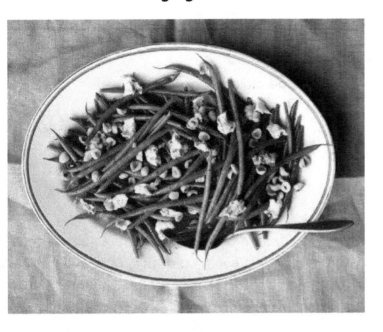

PARA 4 PERSONAS

Ingredientes

- 1 libra de judías verdes, cortadas
- ¼ taza de agua
- 1 cucharada de aceite de oliva
- ¼ de cucharadita de pimienta recién molida
- ⅓ taza de queso Gorgonzola u otro queso azul desmenuzado
- ⅓ taza de pecanas picadas, tostadas

Direcciones

a) Coloque las judías verdes en una sartén grande junto con el agua y el aceite y hierva a fuego medio-alto. Cubra la sartén, reduzca el fuego a medio y cocine a fuego lento durante unos 3 minutos, hasta que las judías verdes estén tiernas pero crujientes.

b) Retire la tapa y continúe cocinando las judías verdes hasta que toda el agua se haya evaporado y las judías verdes comiencen a ampollarse, de 3 a 4 minutos más. Agregue la pimienta y revuelva.

c) Coloque las judías verdes en un tazón grande para servir y agregue el queso Gorgonzola, revolviendo hasta que esté bien combinado. Espolvorea con las nueces y sirve inmediatamente.

.Puré De Papas Con Suero De Mantequilla

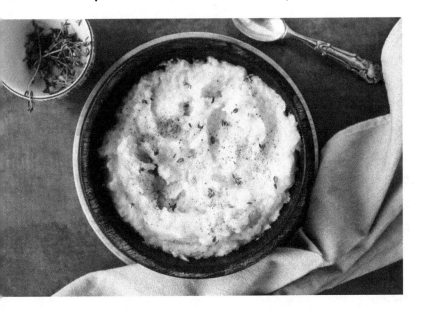

PARA 4 PERSONAS

Ingredientes

- 2 libras de papas, como Yukon Gold, peladas y cortadas en trozos
- 4 dientes de ajo
- 2 cucharadas de mantequilla sin sal
- $\frac{3}{4}$ taza de caldo de pollo bajo en sodio, calentado
- 2 cucharadas de suero de leche sin grasa
- 1 cucharada de cebollín picado
- Pimienta recién molida

Direcciones

a) Coloque las papas y el ajo en una olla grande y cubra con aproximadamente 3 pulgadas de agua. Llevar a ebullición a fuego medio-alto. Reduzca el fuego a medio y cocine, tapado, durante unos 10 minutos, hasta que las papas estén tiernas. Escurra las papas y regréselas a la olla.

b) Triture las papas y el ajo con un machacador de papas. Agrega la mantequilla.

c) Mezcle $\frac{1}{2}$ taza del caldo caliente. Si la mezcla es demasiado espesa, agregue el $\frac{1}{4}$ de taza de caldo restante.

d) Agregue el suero de leche y las cebolletas, sazone con la pimienta y revuelva para mezclar bien. Servir inmediatamente

6. batatas al romero

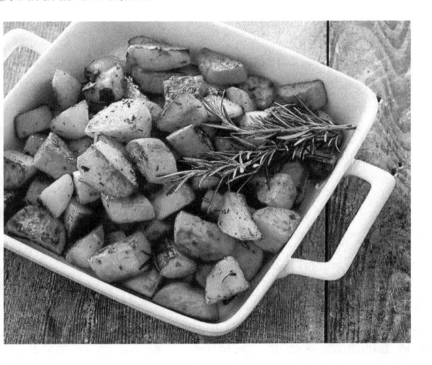

PARA 4 PERSONAS

Ingredientes
- 2 libras de batatas, cortadas en 3 palitos de $\frac{1}{4}$ de pulgada
- 2 cucharadas de aceite de oliva
- $\frac{1}{2}$ cucharadita de pimienta recién molida
- 2 cucharadas de jarabe de arce
- 1 cucharada de romero fresco picado

Direcciones

a) Precaliente el horno a 375°F.

b) En una bandeja para hornear grande, mezcle las batatas con el aceite de oliva. Extiéndelas en una sola capa y espolvorea con la pimienta. Asa las batatas en el horno durante 30 minutos.

c) Retire las batatas del horno, rocíelas con el jarabe de arce y espolvoree el romero por encima.

d) Regrese las batatas al horno y ase por otros 15 minutos, hasta que las batatas estén muy tiernas. Servir inmediatamente.

7. Pilaf de Arroz Integral con Hierbas

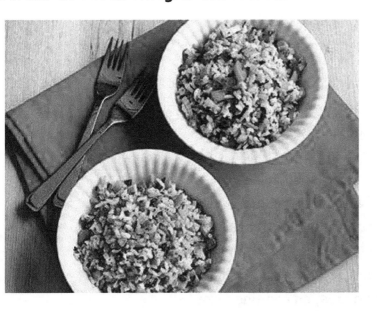

PARA 4 PERSONAS

Ingredientes
- 1 cucharada de mantequilla sin sal
- 1 chalote, picado
- 1 taza de arroz integral de grano largo
- 1 tira (2 pulgadas) de cáscara de limón
- $2\frac{1}{2}$ tazas de caldo de verduras bajo en sodio, tibio
- 1 diente de ajo, machacado
- 2 ramitas de tomillo fresco
- $\frac{1}{2}$ cucharadita de pimienta recién molida
- $\frac{1}{4}$ taza de almendras fileteadas
- 3 cucharadas de perejil de hoja plana fresco picado
- 3 cebollas verdes, en rodajas finas

Direcciones

a) Caliente la mantequilla en una cacerola mediana con una tapa que cierre bien a fuego medio. Agregue la chalota y cocine, revolviendo con frecuencia, hasta que la chalota se haya ablandado, de 2 a 3 minutos.

b) Agregue el arroz y la cáscara de limón y cocine, revolviendo, hasta que esté ligeramente tostado, aproximadamente 2 minutos.

c) Agregue el caldo, el ajo, el tomillo y la pimienta y deje hervir.

d) Reduzca el fuego a bajo, cubra y cocine a fuego lento durante 45 minutos o hasta que se haya absorbido todo el líquido.

2) Retire la cáscara de limón, las ramitas de tomillo y el diente de ajo. Agregue las almendras, el perejil y las cebollas verdes. Servir inmediatamente.

. Polenta al horno con acelgas

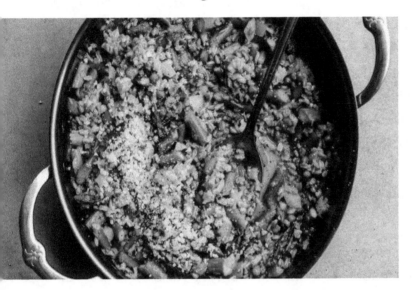

8 RACIONES

Ingredientes
- Spray para cocinar
- 1 a 1½ tazas de caldo de verduras bajo en sodio
- 1 tubo (18 onzas) de polenta preparada, cortada en cubitos
- ¾ taza (2 onzas) de queso parmesano rallado
- 1 huevo, ligeramente batido
- 1 cucharada de aceite de oliva
- 1 cebolla pequeña, picada
- 4 dientes de ajo, picados
- 1 manojo grande de acelgas
- 2 tazas de agua, y más según sea necesario
- 1 cucharadita de hojuelas de pimiento rojo

Direcciones

a) En una cacerola mediana, hierva 1 taza de caldo. Agregue la polenta cortada en cubitos y macháquela con una cuchara de madera, agregando más caldo según sea necesario para lograr una consistencia suave.

b) Una vez que la polenta esté suave y bien caliente, retire la sartén del fuego y agregue ½ taza de queso y el huevo.

c) Caliente el aceite en una sartén grande a fuego medio-alto. Agregue la cebolla y el ajo y cocine, revolviendo con frecuencia, hasta que la cebolla se ablande, aproximadamente 5 minutos.

d) Agregue las acelgas junto con ½ taza de agua y cocine, revolviendo ocasionalmente, hasta que las acelgas se ablanden aproximadamente 3 minutos. Agregue las hojuelas de pimiento rojo.

e) Extienda la mitad de la polenta en la fuente para hornear preparada. A continuación, agregue las acelgas, extendiéndolas para cubrir la polenta. Extienda la polenta restante sobre la parte superior y espolvoree con el $\frac{1}{4}$ de taza de queso restante.

f) Hornee la polenta en el horno durante unos 20 minutos, hasta que burbujee.

99. Cuscús Integral con Zanahorias

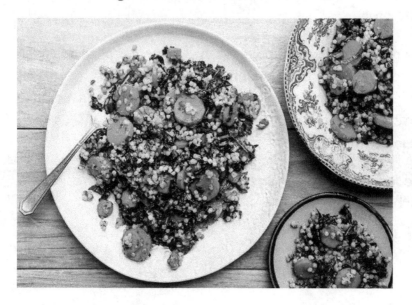

8 RACIONES

Ingredientes

- 4 tazas de caldo de verduras bajo en sodio
- 2 zanahorias medianas, cortadas en cubitos pequeños
- $2\frac{1}{2}$ tazas de cuscús integral
- $1\frac{1}{2}$ tazas de pasas
- 1 taza de almendras fileteadas, tostadas
- 4 cebollas verdes, picadas
- 2 cucharadas de mantequilla sin sal, a temperatura ambiente

Direcciones

a) En una cacerola grande, hierva el caldo. Reduzca el fuego a medio, agregue las zanahorias y cocine a fuego lento hasta que las zanahorias estén tiernas, aproximadamente 5 minutos.

b) Retire la cacerola del fuego y agregue el cuscús y las pasas. Tapar y dejar reposar durante 15 minutos, hasta que el cuscús esté tierno y se haya absorbido el líquido.

c) Agregue las almendras, las cebollas verdes y la mantequilla. Servir inmediatamente.

100.   Quinoa con Champiñones

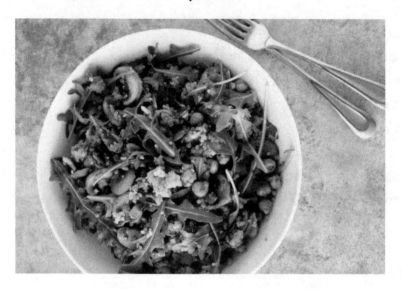

PARA 4 PERSONAS

Ingredientes

- $1\frac{1}{4}$ tazas de caldo de pollo o vegetales bajo en sodio
- 1 taza de quinua, enjuagada
- 1 cucharada de aceite de oliva
- 2 cebollas amarillas medianas, en rodajas finas
- $\frac{1}{2}$ libra de cremini o champiñones, en rodajas
- $\frac{1}{4}$ de cucharadita de pimienta recién molida
- $\frac{1}{4}$ taza de perejil de hoja plana fresco picado, para decorar

Direcciones

1) En una cacerola mediana, hierva el caldo a fuego medio-alto. Reduzca el fuego a bajo y agregue la quinoa. Cocine, tapado, durante unos 15 minutos, hasta que la quinua esté tierna y el líquido se haya absorbido. Retíralo del fuego.

2) Caliente el aceite en una sartén grande y pesada a fuego medio. Agregue las cebollas y cocine, revolviendo con frecuencia, hasta que las cebollas estén muy suaves y caramelizadas, aproximadamente 30 minutos. Reduzca el fuego a medio-bajo si parece que las cebollas se cocinan demasiado rápido. También puede agregar un poco de agua para evitar que las cebollas se quemen o se peguen a la sartén.

3) Añade los champiñones y la pimienta y sube el fuego a medio-alto. Cocine, revolviendo, hasta que los champiñones estén tiernos, unos 5 minutos más.

d) Agregue la quinua cocida a la mezcla de cebolla y cocine, revolviendo, hasta que se caliente por completo. Servir inmediatamente, adornado con el perejil.

CONCLUSIÓN

Al seguir una dieta baja en sal, los alimentos con alto contenido de sodio deben limitarse o evitarse por completo para mantener la ingesta de sodio por debajo del nivel recomendado.

¿Por qué se prescriben dietas bajas en sodio? la investigación muestra que restringir el sodio puede ayudar a controlar o mejorar ciertas condiciones médicas como: enfermedad renal, presión arterial alta y enfermedad cardíaca.

CPSIA information can be obtained
at www.ICGtesting.com
Printed in the USA
BVHW091050140622
639736BV00003B/28